白内障手术特殊病例思辨

主编　党光福

上海科学技术文献出版社
Shanghai Scientific and Technological Literature Press

图书在版编目（CIP）数据

白内障手术特殊病例思辨 / 党光福主编 . -- 上海：
上海科学技术文献出版社，2023

ISBN 978-7-5439-8723-4

Ⅰ . ①白… Ⅱ . ①党… Ⅲ . ①白内障摘除术—病案—
研究 Ⅳ . ① R779.66

中国版本图书馆 CIP 数据核字（2022）第 256750 号

策划编辑：张　树
责任编辑：应丽春
封面设计：李　楠

白内障手术特殊病例思辨

BAINEIZHANG SHOUSHU TESHU BINGLI SIBIAN

主　　编：党光福
出版发行：上海科学技术文献出版社
地　　址：上海市长乐路 746 号
邮政编码：200040
经　　销：全国新华书店
印　　刷：朗翔印刷（天津）有限公司
开　　本：787mm×1092mm　1/16
印　　张：13
版　　次：2023 年 1 月第 1 版　2023 年 1 月第 1 次印刷
书　　号：ISBN 978-7-5439-8723-4
定　　价：188.00 元
http ://www. sstlp. com

《白内障手术特殊病例思辨》

编委会

主　编

党光福　山东第一医科大学第一附属医院（山东省千佛山医院）

副主编

王晓明　济南明水眼科医院

段　练　山东第一医科大学第一附属医院（山东省千佛山医院）

编　委

（按姓氏笔画排序）

李　琰　济南明水眼科医院

杨　骁　济南明水眼科医院

张　悦　山东第一医科大学第一附属医院（山东省千佛山医院）

孟凡兰　山东第一医科大学第一附属医院（山东省千佛山医院）

穆延潇　济南明水眼科医院

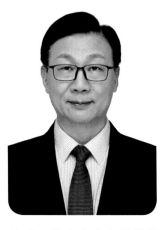

党光福，主任医师，教授，山东第一医科大学、山东大学、山东中医药大学硕士研究生导师，山东第一医科大学第一附属医院（山东省千佛山医院）眼科主任。兼任中华医学会激光医学分会常务委员，中国医师协会眼科医师分会委员，中国微循环学会（一带一路眼科联盟）白内障学组组长，山东省医师协会眼科分会主任委员，山东省激光医学会眼科专业委员会主任委员，山东省医学会眼科分会副主任委员，山东省住院医师规范化培训眼科专家组组长。曾获山东省劳动模范、山东省卫生厅三等功、山东省青春立功三等功、济南市青年科技学术带头人、首届济南市科技进步奖等荣誉称号。

党光福教授是国内著名眼科专家，主要致力于白内障的研究，曾于2003年和2010年先后两次到德国和美国留学，对现代白内障显微手术有较高的造诣，无论是理论基础还是临床技能，在国内都是首屈一指的。目前，开展的同轴微小切口白内障超声乳化人工晶体植入与国际同步接轨，在功能性屈光人工晶体的应用中，其理念和经验在国内都居领先地位，在国内率先开展了瞳孔成形术和屈光性人工晶体植入术等国际最新手术技术。对复杂的白内障手术的处理更是其顶尖水平的代表，那些在别人看来触不可及的难题在他手中变得轻松自如。迄今，个人完成白内障手术量5万余例，是省内开展此项技术最多的医生，在国内也处于领先地位。有5项成果获山东省和济南市科技进步奖，在国内外刊物发表论文30余篇。多次参加省慈善总会、省残联、省卫生厅等组织的白内障复明活动，2006年9月带队赴西藏参加西藏光明行活动；2015—2017年，连续三年在亚太和全国眼科年会做白内障手术现场直播演示，受到高度赞誉；自2013年起，每年承担国家"一带一路"眼科技术培训班，先后为30多个国家的200余名学员在济南进行了白内障手术的系统培训；2017年和2022年，他两次带队赴青海、甘肃参加"中华健康快车"白内障复明项目，让3000余位各民族群众重见了光明。

　　白内障手术是目前世界上手术量最多的外科手术，近期随着屈光性白内障手术概念的引入，现代白内障手术已经是集微创、精准、重塑全程视力、安全舒适于一体的一种治疗方式，围绕实现手术目标，需要进行一系列围术期的评估检测。在检测评估过程中，医生们要判定某些异常的现象，或影响手术成功及术后效果的体征，这些案例通常被称为"复杂或疑难"病例。这就引发临床医生对这部分非正常案例的探索和思考，目的就是让这部分患者也能获得一个相对良好的术后效果，给患者以光明。本书收集了来自三甲医院的36例案例，都是在临床工作中通过慎重的思辨，严谨求实的探索，和长期大量的临床经验积累的果实，部分案例在文献中也鲜有报道，值得同行借鉴。更为庆幸的是，著作的书写是由年轻医师们总结、收纳、执笔，尽管手术非他们本人，但在汇总编辑过程中，得到了学习、提升和借鉴，对他们未来的成长受益匪浅。在病例影像资料收集过程中，济南明水眼科医院特检室的同事给予了大力帮助，特此致谢！

编　者

目录

第一章

晶状体脱位

病例 1　晶状体不全脱位继发青光眼

一、病例介绍

患者信息：男性，53 岁，主因"右眼胀痛伴视力下降 3 天"入院。

现病史：患者于 3 天前无明显诱因自觉右眼胀痛伴视力下降，伴头痛、恶心，就诊于当地医院，诊断为"右眼青光眼，右眼白内障"，测右眼眼压 60mmHg，给予"醋甲唑胺片"口服每日 2 片，"布林佐胺滴眼液、盐酸倍他洛尔滴眼液"点右眼每日 2 次，1 天前给予静脉滴注甘露醇降眼压治疗，患者今来我院求进一步诊疗。

既往史、个人史及家族史均无特殊。

二、诊疗经过

1. 术前眼科检查结果

（1）眼专科检查见病例 1 表 1。

病例 1 表 1　眼专科检查

	右眼（OD）	左眼（OS）
视力	0.12（矫无助）	0.6（矫无助）
屈光	验不出	$-0.75DS/-3.00DC \times 90°$
眼压	12mmHg（用药情况下）	14mmHg
结膜	无充血	无充血
角膜	透明	透明
前房	深浅不一，房水清	前房略浅，房水清

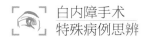

续表

	右眼（OD）	左眼（OS）
虹膜	纹理清，无萎缩	纹理清，无萎缩
瞳孔	圆，直径约3mm，光反射正常，瞳孔区可见玻璃体	圆，直径约3mm，光反射正常
晶状体	混浊（C2N1P2），向鼻下方移位，散瞳后瞳孔中央可见晶状体赤道部（病例1图1）	混浊（C3N2P2）
玻璃体	轻度混浊	轻度混浊
眼底	模糊可见视盘边界清、颜色正常，动静脉走形正常，余窥不清	模糊可见视盘边界清、颜色正常，动静脉走形正常，余窥不清

（2）B超：双眼玻璃体轻度混浊。

（3）角膜内皮镜：右眼CD 2915，CV 33。

（4）UBM：右眼前房深浅不一，颞上方房角明显变窄，余方向房角关闭，晶状体向下方偏移（病例1图2）。

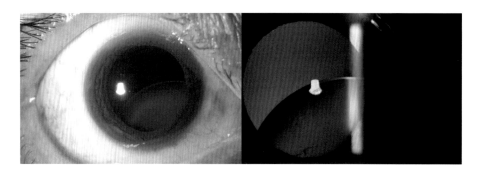

病例1图1　右眼眼前段照相

2. 初步诊断

（1）右眼晶状体不全脱位。

（2）右眼继发性青光眼。

（3）双眼年龄相关性白内障。

（4）左眼屈光不正。

3. 治疗　入院后完善术前检查，在局部麻醉下行右眼白内障囊内摘除联合人工晶状体植入缝线固定联合前部玻璃体切割术。术后第1天：右眼视力0.1，眼压11mmHg，结膜切口对合良好，缝线在位，角膜透明，前房深，人工晶状体位正。术

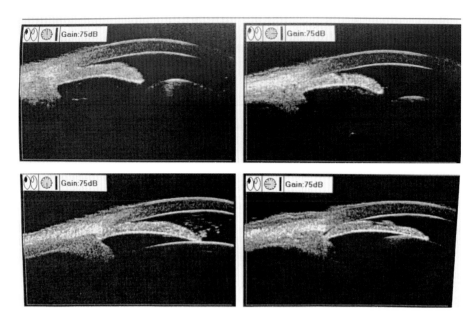

病例 1 图 2　右眼 UBM 检查

后第 2 天：右眼视力 0.15，眼压 16mmHg，验光：+1.00DS/−1.75DC×115°，余眼部检查同前。术后第 3 天：右眼视力 0.2，眼压 10mmHg。

三、病例分析

1. 诊断　患者中年男性，否认眼部外伤史，症状、体征及辅助检查结果明确，"右眼晶状体不全脱位""继发性青光眼"诊断明确。

2. 治疗　患者眼痛、头痛、视力下降，诊断明确，具备手术指征。手术设计：手术目的为缓解疼痛，提高视力，控制眼压。晶状体脱位范围大，有玻璃体疝，手术方式选择白内障囊内摘除联合人工晶状体植入缝线固定联合前部玻璃体切割术，人工晶状体选择利于缝线固定的三片式人工晶状体。围术期用药选择左氧氟沙星滴眼液、醋酸泼尼松滴眼液、妥布霉素/地塞米松眼膏，监测眼压，适当应用降眼压、维生素及营养神经的药物。

3. 讨论　晶状体脱位的常见病因有外伤性、先天性、自发性和全身综合征等。晶状体悬韧带部分或大部分损伤可致晶状体不全脱位。晶状体不全脱位可引起严重的屈光不正、继发性青光眼、葡萄膜炎及继发性视网膜脱离等并发症，严重影响视功能的恢复。其中，继发性青光眼是晶状体不全脱位最常见、最严重，也是最难处理的并发症。晶状体不全脱位继发青光眼的主要原因有：①晶状体前囊与虹膜后表面接触甚至粘连或玻璃体疝嵌顿于瞳孔区所导致的瞳孔阻滞；②房角损伤、后退，小梁网炎性水肿，前房炎症细胞、红细胞阻塞小梁网等均使房水流出受阻；③脱位晶状体对虹膜睫状体的机械刺激引起神经血管反射循环障碍导致房水生成增加。

晶状体不全脱位继发青光眼患者若晶状体透明、无明显视力障碍或葡萄膜炎，可联合抗青光眼药物保守治疗；有瞳孔阻滞可应用睫状肌麻痹剂散瞳解除瞳孔阻滞，应用激光虹膜周边切除术解除瞳孔阻滞；若脱位晶状体发生混浊、脱离范围较大、眼压难以控制需行手术治疗，手术方案可选晶状体摘除＋前部玻璃体切除，根据晶状体脱位及囊袋情况决定是否行人工晶状体植入、囊袋张力环植入或人工晶状体缝线固定术，如眼压难以控制，可同时行小梁切除术、复合式小梁切除术或房水引流物植入术。

本患者经过详细询问病史及全身检查排除外伤、先天及全身因素引起的晶状体不全脱位，考虑为自发性晶状体脱位。行眼部检查发现前房深浅不一、瞳孔区嵌顿玻璃体，UBM 可见房角大部分关闭，因缩瞳药会导致悬韧带进一步松弛、加重晶状体脱位，故本患者未给予缩瞳药和散瞳药物，仅给予降眼压药物，患者眼压控制良好，但是晶状体明显混浊及脱位范围较大，保守治疗难以恢复视功能，因此选择手术治疗。因晶状体脱离范围较大，囊袋难以保留，不能进行囊袋张力环植入术，故选择行白内障囊内摘除术、人工晶状体缝线固定联合前部玻璃体切割术，患者术后未用药物眼压控制良好，视力较术前稍有改善。

（穆延潇　济南明水眼科医院）

病例 2　高度近视合并晶状体脱位

一、病例介绍

患者信息：男性，48 岁，主因"发现右眼视物不见 4 个月"入院。

现病史：患者于 4 个月前无明显诱因突然发现右眼视物不见，无眼痛、眼胀、恶心呕吐及头晕等其他不适，未诊治，视物不见未见好转，今来我院就诊，门诊诊断为"右眼白内障、晶状体不全脱位"收入院。

既往史：自述 14 年前于外院行"左眼视网膜脱离复位术"，术后半个月于另一家医院再行"左眼视网膜脱离复位联合白内障摘除术"。"右心室下壁心肌梗死"病史 3 年。

患者双眼自幼高度近视。有精神分裂病史。

二、诊疗经过

1. 术前眼科检查

（1）眼专科检查见病例 2 表 1。

病例 2 表 1　眼专科检查

	右眼（OD）	左眼（OS）
视力	CF/50cm（矫无助）	0.2（矫正 0.3）
屈光	验不出	−2.00DS/−2.00DC × 170°
眼压	16mmHg	22mmHg
结膜	无充血	无充血
角膜	角膜透明	角膜透明
前房	深，房水清	深，房水清
虹膜	纹理清，无萎缩	纹理清，无萎缩
瞳孔	圆，直径约 3mm，光反射正常	圆，直径约 3mm，光反射正常
晶状体	混浊（+++），晶状体震颤	缺如
玻璃体	轻度混浊	轻度混浊
眼底	窥不进	视盘边界清、颜色略淡，周围萎缩弧，动静脉细，视网膜散在大片萎缩斑，累及黄斑区

（2）眼部 B 超（病例 2 图 1）：右眼玻璃体轻度混浊伴后脱离，左眼玻璃体切割术后所见，双眼后巩膜葡萄肿。

（3）角膜内皮检查：右眼 CD 2882，CV 22。

（4）生物学测量：见病例 2 图 2。

（5）角膜曲率检查：右眼 K1：41.4D@13°，K2：42.8D@103°；左眼 K1：40.1D@171°，K2：42.9D@81°。

（6）眼底检查（病例 2 图 3）：右眼底窥不进；左眼玻璃体腔轻度混浊，视盘边界清，颜色可，动静脉细，黄斑中心可见膜样反光，视网膜豹纹状，周边可见萎缩斑。

（7）黄斑 OCT（病例 2 图 4）：右眼眼底窥不进，左眼黄斑前膜，黄斑水肿，黄斑中心下方视网膜萎缩，脉络膜萎缩。

（8）UBM（病例 2 图 5）：右眼前房中央深度约 3.79mm，全周房角形态尚可，晶状体向鼻上方偏移。

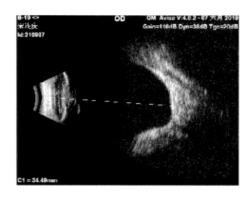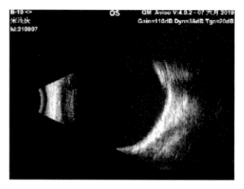

病例 2 图 1　双眼眼部 B 超

OD 右				IOL 计算	OS 左			
(◉)				眼睛状态	(◉)			
LS: 有晶状体		VS: 玻璃体			LS: 无晶状体		VS: 玻璃体切除术后	
Ref: ---		VA: ---			Ref: ---		VA: ---	
LVC: 未治疗		LVC 模式: -			LVC: 未治疗		LVC 模式: -	
目标屈光度: -2.75 D		SIA: +0.00 D @ 0°			目标屈光度: -2.75 D		SIA: +0.00 D @ 0°	
				生物统计值				
AL: 35.07 mm (*)					AL: 35.51 mm	SD: 10 µm		
ACD: 4.00 mm	SD: 6 µm				ACD: ---			
LT: 4.21 mm	SD: 7 µm				LT: ---			
WTW: 12.4 mm					WTW: 12.3 mm			
SE: 41.90 D	SD:0.01 D	K1: 41.37	D @ 22°		SE: 41.80 D	SD:0.01 D	K1: 40.60	D @ 173°
ΔK: -1.06	D @ 22°	K2: 42.44	D @ 112°		ΔK: -2.47	D @ 173°	K2: 43.07	D @ 83°
TSE: ---		TK1: ---			TSE: ---		TK1: ---	
		TK2: ---			ΔTK: ---		TK2: ---	
Hoya AF-1 YA-60BBR Hoya iSert PY-60R		Hoya AF-1 FY-60AD Hoya iSert PY-60AD			Hoya AF-1 YA-60BBR Hoya iSert PY-60R		Hoya AF-1 FY-60AD Hoya iSert PY-60AD	
- Holladay 1 -		- Holladay 1 -			- Holladay 1 -		- Holladay 1 -	
SF: +1.48		SF: +1.54			SF: +1.48		SF: +1.54	
IOL (D)	Ref (D)	IOL (D)	Ref (D)		IOL (D)	Ref (D)	IOL (D)	Ref (D)
+0.00	-3.65	+0.00	-3.65		-0.50	-3.67	-0.50	-3.67
(-0.50)	-3.27	-0.50	-3.28		-1.00	-3.29	-1.00	-3.29
-1.00	-2.90	-1.00	-2.90		-1.50	-2.91	-1.50	-2.92
-1.50	-2.53	-1.50	-2.53		-2.00	-2.54	-2.00	-2.55
-2.00	-2.16	-2.00	-2.17		-2.50	-2.17	-2.50	-2.18
-5.07	正视	-5.09	正视		-5.58	正视	-5.60	正视
Nidek Nex-Acri		Alcon MZ30BD			Nidek Nex-Acri		Alcon MZ30BD	
- Holladay 1 -		- Holladay 1 -			- Holladay 1 -		- Holladay 1 -	

病例 2 图 2　双眼生物测量结果

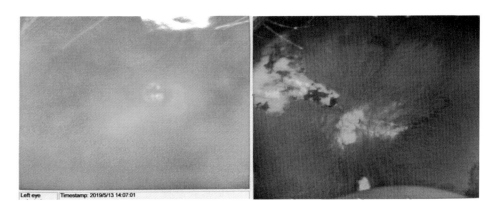

病例 2 图 3 双眼眼底情况

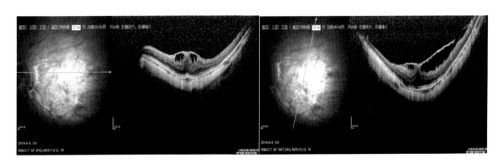

病例 2 图 4 左眼黄斑 OCT

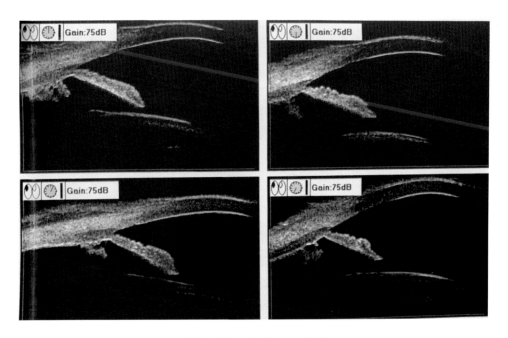

病例 2 图 5 右眼 UBM 检查

2．临床诊断

（1）右眼白内障。

（2）右眼晶状体不全脱位。

（3）双眼高度近视性视网膜脉络膜病变。

（4）左眼无晶状体。

（5）左眼视网膜脱离复位术后。

（6）左眼屈光不正。

（7）精神分裂症。

（8）陈旧性心肌梗死。

3．治疗　患者完善术前检查，排除手术禁忌证。拟于2019年6月8日行右眼白内障超声乳化摘除联合人工晶状体植入术，备白内障囊内摘除术，准备张力环植入、前部玻璃体切割手术。患者于手术当天自述发现左眼突然视物不见，暂停手术，详细检查左眼眼部情况后，未发现特殊，建议行眼底血管造影、颈动脉彩超、眼动脉彩超等详查病因，患者及其家属拒绝上述检查，自述因患者精神分裂症史，以往出现过左眼阵发性视物不见情况，可自行恢复。2个小时后患者自述左眼视力好转，要求继续行眼手术。2019年6月9日在静脉麻醉联合神经阻滞麻醉下行右眼白内障超声乳化摘除联合前部玻璃体切割术，术中见右眼晶状体脱位严重，未植入人工晶状体，考虑患者高度近视，术后相当于保留 –3.00D 近视，与左眼近视度数相近。术后当天右眼眼压 5mmHg，建议患者加压包眼治疗，患者拒绝，将可能出现脉络膜脱离、眼内出血等告知患者及家属。术后第1天检查：右眼视力 0.12，矫正无助，验光：–2.00DS/–5.00DC×15°，眼压 6mmHg，结膜充血，切口对合好，缝线在位，角膜透明，前房适中，瞳孔圆，晶状体缺如。建议加压包眼观察，患者及其家属因个人原因要求出院。

三、病例分析

1．诊断　患者中年男性，有精神分裂病史，有心肌梗死病史，有对侧眼多次手术史，否认眼部外伤史，症状、体征及辅助检查结果明确，"右眼晶状体不全脱位""左眼晶状体全脱位"诊断明确。

2．治疗　患者视力下降，诊断明确，具备手术指征。手术设计：手术目的为提高视力，预防并发症。手术方式选择白内障摘除联合人工晶状体植入术，根据术中脱位情况，决定是否植入人工晶状体及人工晶状体植入方式。围术期用药选择左氧氟沙星滴眼液、醋酸泼尼松滴眼液、妥布霉素/地塞米松眼膏，适当应用维生素、营养神经药物。

3．讨论　高度近视患者常常合并悬韧带松弛和部分断裂，同时由于眼轴长、玻璃体液化，给白内障手术带来极大困难和风险。

本患者因合并有全身情况不佳，不能良好配合，且不同意先行处理脱位严重、多次手术、病情复杂的左眼，要求仅处理右眼。因此选择静脉麻醉联合局部麻醉手术，患者高度近视、后巩膜葡萄肿、视网膜脉络膜萎缩，手术风险大，易引起严重的手术并发症，因此在术中发现剩余悬韧带功能差后，决定不植入人工晶状体，减少眼内操作对组织的骚扰。术后监测眼压，高度近视患者眼球壁较薄，切口闭合不佳，术后低眼压需要谨慎观察和处理。

（穆延潇　济南明水眼科医院）

病例 3　白内障术中晶状体脱位

一、病例介绍

患者信息：男性，67 岁，因"发现右眼视物不清 20 余天"入院。

现病史：患者于 20 余天前无明显诱因发现右眼视物不清，无眼前黑影，无眼痛、头痛，无虹视、恶心、呕吐等不适，未诊治，视物不清无好转，今来我院就诊，门诊以"双眼老年性白内障"收入院待行手术治疗。

既往史：冠心病病史、高血压病史 20 余年，糖尿病病史 12 年。

否认外伤史及手术史，家族史及个人史均无特殊。

二、诊疗经过

1．术前眼科检查

（1）眼专科检查见病例 3 表 1。

病例 3 表 1　眼专科检查

	右眼（OD）	左眼（OS）
视力	0.15（矫无助）	0.25（矫正 +3.25DS/−0.75DC×75° ＝0.8+）
眼压	14mmHg	19mmHg
结膜	无充血	无充血
角膜	透明	透明
前房	适中，房水清	适中，房水清
虹膜	纹理清，无萎缩	纹理清，无萎缩
瞳孔	圆，直径约 3mm，对光反射（＋）	圆，直径约 3mm，对光反射（＋）
晶状体	混浊（C2N1P3）	混浊（C2N1P1）
玻璃体	轻度混浊	轻度混浊
眼底	模糊可见视盘色可界清，视网膜在位，未见明显出血渗出，黄斑区模糊窥不清	模糊可见视盘色可界清，视网膜在位，未见明显出血渗出，黄斑区模糊窥不清

（2）眼部 B 超：双眼玻璃体轻度混浊伴后脱离。

（3）角膜内皮镜：右眼 CD 2571，CV 15；左眼 CD 2703，CV 33。

（4）生物学测量：见病例 3 图 1。

（5）黄斑 OCT：右眼黄斑前膜（病例 3 图 2）。

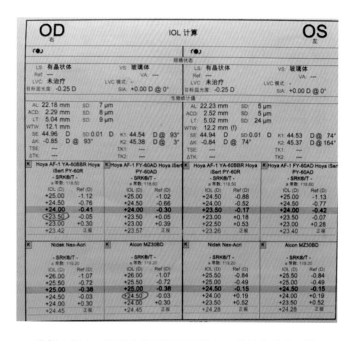

病例 3 图 1　双眼生物测量结果及人工晶状体度数测算

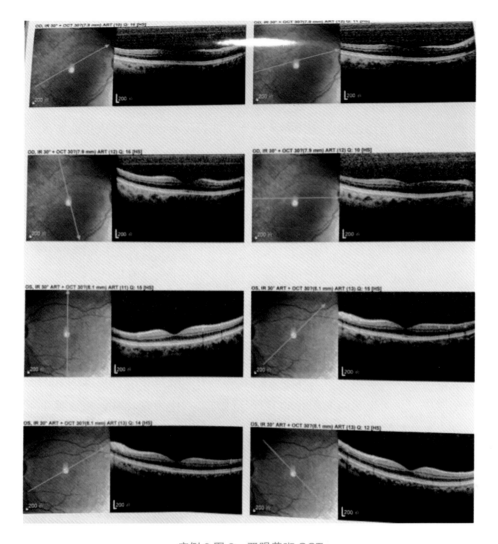

病例 3 图 2　双眼黄斑 OCT

2．临床诊断

（1）双眼老年性白内障。

（2）右眼黄斑前膜。

（3）左眼屈光不正。

（4）糖尿病。

（5）高血压。

（6）冠状动脉粥样硬化性心脏病。

3．治疗　患者入院后完善全身检查，排除手术禁忌证，因患者右眼角膜散光偏大，且有不戴老花镜的意愿，要求植入多焦点散光矫正型人工晶状体，手术拟定于 2019 年 11 月 14 日在局部麻醉下行右眼白内障超声乳化摘除联合人工晶状体植入术。手术当日患者在仰卧位状态显微镜下见右眼晶状体颞侧赤道部合并较大范围晶状体脱位，暂停手术。重新讨论拟定手术方案，于 2019 年 11 月 15 日行右眼白内障超声乳化摘除＋缝线张力环植入＋人工晶状体植入＋玻璃体腔穿刺＋前部玻璃体切割术，因患者手术配合欠佳，改为静脉麻醉＋神经阻滞麻醉，植入单焦点人工晶状体，手术顺利。术后第 1 天查房：右眼视力 0.5，验光验不出，眼压 18mmHg，结膜巩膜切口对合好，缝线在位，颞侧角膜后弹力层少许皱褶，余角膜透明，切口对合好，前房适中，房闪（＋），瞳孔圆，直径约 2mm，人工晶状体居中、透明。出院定期复查。

三、病例分析

1. 诊断　患者术前检查未发现悬韧带异常，散瞳后手术中仰卧位状态显微镜下发现晶状体位置异常，遂术中补充诊断"右眼晶状体不全脱位"。

2. 治疗　患者老年男性，要求植入多焦点人工晶状体解决老视问题，各项检查结果符合白内障超声乳化联合多焦点人工晶状体植入手术指征。功能性人工晶状体对位置要求高，因此悬韧带松弛或部分断裂的患者会导致囊袋内植入的人工晶状体不能稳定居中，从而影响屈光功能的实现。因此如术中发现异常，需更换手术方案为单焦点人工晶状体植入。

3. 讨论　白内障合并晶状体脱位的患者越来越多见，其手术比单纯白内障更为复杂，常同时合并玻璃体疝、浅前房、继发性青光眼、葡萄膜炎、角膜混浊等严重并发症。尽管目前治疗手段越来越多样化，但对于白内障合并晶状体脱位的治疗方式仍未形成共识，在处理原则、适应证、手术方式的选择及术后疗效等方面仍存在分歧。因而怎样摘除脱位的晶状体，安全植入人工晶状体，达到既提高视觉质量又能够避免术后人工晶状体植入偏位、甚至脱位等并发症的理想效果，是目前仍需探索的问题[1]。

在晶状体脱位的致病因素中，外伤居于首位，一般为较严重的钝挫伤，其致病机制为钝力作用于眼球使其变形，晶状体悬韧带于瞬间断裂，进而导致晶状体脱位[2]。其他一些常见的病因及致病机制有马凡综合征、同型胱氨酸尿症等遗传性疾病导致的先天性悬韧带发育不全或松弛无力。眼内一些病变，如葡萄肿、眼球扩张导致的悬韧带机械性伸长，眼内的炎症如睫状体炎引起的悬韧带变性[3]。高度近视常伴有玻璃体的液化变性，眼球的前后径明显变长，晶状体囊袋大而松弛，巩膜壁变薄，悬韧带相对脆弱，且同时会伴有悬韧带的病理性改变。高龄白内障患者随着年龄的增长悬韧带的韧性逐渐减弱，易受外力的作用引起悬韧带的断裂。晶状体脱位是目前临床上常见的复杂性疾病，针对不同的病因，其致病机制各有不同。但一般认为，悬韧带的韧性和弹性变弱及悬韧带的断裂，引起对晶状体的悬挂力不平衡或丧失，导致晶状体离开正常位置是各种致晶状体脱位因素作用的共同途径。

晶状体脱位属于复杂类型的白内障，发现后给予正确的干预措施至关重要，其手术指征为：①合并有白内障，视力受到严重影响者；②晶状体脱入前房或玻璃体；③严重脱位，范围超过 180°；④脱位小于 180°，但屈光不正不能用配镜矫正者；⑤合并严重并发症，如晶状体源性青光眼、晶状体过敏性葡萄膜炎。白内障与晶状体脱位常同时存在，病情复杂，针对患者实际病情，手术适应证可适当放宽。对于此类患者总的处理原则为摘除脱位的晶状体，避免悬韧带的进一步断裂，一期或二期植入人工晶状体。目前临床上治疗此类患者常用的手术方式为超声乳化白内障摘除＋人工晶状体植入术、超声乳化白内障摘除＋囊袋张力环植入＋人工晶状体植入术、Artisan 虹膜夹持型人工晶状体植入术、睫状沟悬吊式人工晶状体缝线固定术及以此术式为基础的各种改良术等。针对不同的脱位范围其手术方式的选择各不相同。

本例患者于入院时坐位裂隙灯检查下并未发现明显晶状体脱位，仰卧位状态在显微镜下发现晶状体颞侧脱位，范围 1～2 象限，考虑为在重力因素的影响下颞侧悬韧带松弛所致。该患者导致晶状体脱位的原因不详，追问病史否认眼外伤等相关病史。经讨论手术方式由白内障超声乳化摘除＋人工晶状体植入术改为白内障超声乳化摘除＋缝线张力环植入＋人工晶状体植入＋玻璃体腔穿刺＋前部玻璃体切割术。囊袋张力环植入囊袋后可以支撑悬韧带断裂部位的囊袋，能抗晶状体其余部分对剩余悬韧带的向心性牵拉力，从而使支撑力平均分布于整个囊袋的赤道部，防止悬韧带进一步离断。同时，环对囊袋的向外绷紧作用，能抗各种手术操作对囊袋的向内牵扯力，便于人工晶状体的植入。该患者合并玻璃体疝，在粘弹剂辅助下行玻璃体切除，防止玻璃体嵌顿于悬韧带离断区，造成对视网膜的牵拉[4]。患者入院时要求植入多焦点人工晶状体，因合并晶状体脱位，改为植入单焦点人工晶状体[5]。

（穆延潇　济南明水眼科医院）

参考文献

[1] 窦文文，张辉.白内障合并晶状体脱位的手术治疗 [J].新医学，2017，48（1）：9-12.

[2]Halili L，Mutlu FM，Erduriman FC，et al. Influence of capsular tension ring on posteriror capsule opacification in myopic eyes[J]. Indian J Ophthalmol，2014，62（3）：311-315.

[3] 葛坚，赵家良，黎晓新.眼科学 [M].第 2 版.北京：人民卫生出版社，2010：68-69.

[4] 李立刚，张德秀.囊袋张力环联合虹膜拉钩在外伤性晶状体半脱位超声乳化手术中的应用 [J].国际眼科杂志，2015，15（7）：1248-1250.

[5] 中华医学会眼科学分会白内障及人工晶状体学组.中国多焦点人工晶状体临床应用专家共识（2019 年）[J].中华眼科杂志，2019，55（7）：491-494.

第二章

晶状体发育异常

病例 4　双眼晶状体脱位 马切山尼综合征?

一、病例介绍

患儿信息：女，3岁，因"家长发现患儿喜欢凑近视物半年"入院。

现病史：半年前家长发现患儿喜欢凑近视物，看远时诉视物不清，无眼痛、眼胀、眼红、眼痒及畏光流泪等不适，一直未诊治，上述情况无明显改善，今来我院就诊，收住院治疗。

既往史：否认全身病史，否认外伤史。

个人史：足月剖宫产。否认产伤/窒息/吸氧史。

全身检查：患儿一般情况良好，发育良好，全身检查未见明显异常。

二、诊疗经过

1．术前眼科检查

（1）眼专科检查见病例4表1。

病例 4 表 1　眼专科检查

	右眼（OD）	左眼（OS）
视力	不配合	不配合
屈光	−11.50DS/−7.75DC×95°	−13.50DS/−8.50DC×90°
眼压	17mmHg	16mmHg
结膜	无充血	无充血
角膜	透明	透明

续表

	右眼（OD）	左眼（OS）
前房	深浅不一，房水清	适中，房水清
虹膜	纹理清	纹理清
瞳孔	圆，直径约 2.5mm，对光反射 +	圆，直径约 3mm，对光反射（+）
晶状体	透明	透明
玻璃体	窥不清	窥不清
眼底	窥不清	窥不清
33cm 角膜荧光	--	左眼 –10°

（2）双眼眼前段照相：见病例 4 图 1。

（3）生物学测量：见病例 4 图 2。

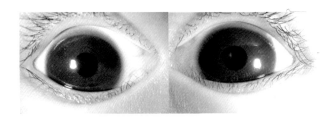

病例 4 图 1　双眼眼前段照相

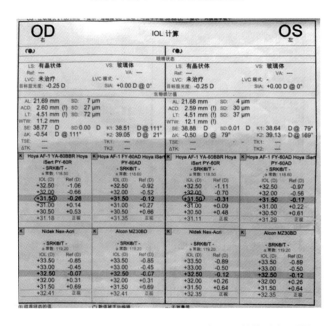

病例 4 图 2　双眼生物测量结果及人工晶状体度数测量

（4）UBM：右眼前房深浅不一，房角探查不清，可探及晶体向上方偏移，左眼前房中央深度约 2.57mm，房角探查不清，可探及晶体向鼻侧偏移。

（5）眼部 B 超：双眼玻璃体内未见明显异常回声。

（6）角膜内皮镜：右眼 CD 2846，CV 17；左眼 CD 3891，CV 23。

（7）黄斑 OCT（病例 4 图 3）：双眼黄斑区视网膜各层反射均匀。

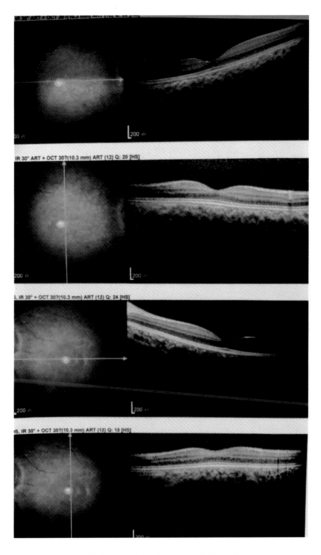

病例 4 图 3　双眼黄斑 OCT

2．临床诊断

（1）双眼晶状体脱位。

（2）双眼屈光不正。

（3）双眼弱视。

（4）外斜视。

（5）马切山尼综合征？

3. 治疗　患儿入院后完善全身检查，排除麻醉和手术禁忌证，于2019年11月24日在全身麻醉下行双眼晶状体超声乳化摘除＋人工晶状体植入＋缝线张力环植入＋前部玻璃体切割术，手术顺利。术后第1天：双眼结膜充血，结膜巩膜切口对合良好，缝线在位，角膜透明，前房适中，房闪（＋），瞳孔圆，人工晶状体居中、透明（病例4图4）。术后第2天，右眼：视力0.12，眼压11mmHg，验光+0.25DS/+1.25DC×30°；左眼：视力0.2，眼压12mmHg，验光+2.00DS/-2.25DC×60°，余眼部检查同前。术后第3天，右眼视力0.12，眼压17mmHg，验光+0.50DS/-1.25DC×160°；左眼视力0.12，眼压13mmHg，验光+2.25DS/-2.25DC×115°。病情稳定出院，术后定期复查。

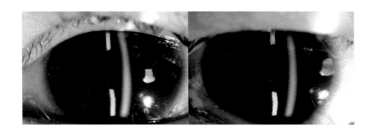

病例4图4　双眼术后眼前段照相

三、病例分析

1. 诊断　患儿眼轴正常，晶状体源性近视，晶状体位置异常，"晶状体脱位"诊断明确，"Marchesani综合征"待排。

2. 治疗　晶状体源性近视、弱视，具备手术指征，选择单焦点人工晶状体植入，预留部分远视储备，术中准备囊袋张力环植入前部玻璃体切割，预防后发障和玻璃体增生牵拉。

3. 讨论　先天性晶状体脱位（congenital ectopia lentis，CEL）是由于部分晶状体悬韧带先天发育异常导致晶状体移位的一种结缔组织疾病，包括先天性单纯性晶状体脱位、Marfan综合征、Marchesani综合征、同型胱氨酸尿症等。Marchesani综合征又名短指-球形晶状体综合征、马切山尼综合征，为一种罕见的结缔组织病。本病以身材矮小，指/趾短粗，球形晶状体伴晶状体脱位、高度近视、青光眼为主要特征，多为常染色体隐性遗传，少数为常染色体显性遗传[1, 2]。分为眼部异常及眼与全身异常两类。眼部异常以近视及青光眼为主，均因球形晶状体所致。本例患儿具有球形晶状体、晶状体半脱位、晶状体性近视等眼部表现，但尚未发现身高、体重及手指短粗等骨骼发育异常的表现，可能患儿年龄尚幼，表现不明显，建议随访观察。但患儿未行相关基因检测是其不足。

本例患儿眼轴长度、角膜曲率基本正常，双眼高度近视非轴性因素所致，而是由于球形晶状体所致，属于晶状体性近视。晶状体性近视患儿眼轴长度及角膜屈光力基本正常，但晶状体弯曲过度、晶状体曲率变大，晶状体摘除后患儿屈光状态由近视转变为远视，虽植入人工晶状体，但其最大度数为 +30.0D，术后仍有部分远视，考虑患儿年龄，可部分代偿眼轴增长导致的屈光改变。

先天性晶状体脱位手术由于晶状体悬韧带存在不同程度的异常，手术难度较大，治疗也因悬韧带异常的程度而有不同的手术方法。近年来，随着显微手术技巧的不断进步和囊袋张力环的应用，先天性晶状体脱位的手术目的应不再局限为减轻患者痛苦，而应更加注重患者生活质量的提高。手术摘除异位晶状体的指征为：①晶状体移位严重损害视力，戴镜不能矫正，尤其是伴有白内障者。②晶状体异位引起瞳孔阻滞性青光眼。③由于有晶状体区的不规则散光，影响视网膜脱离的检查和手术。④小瞳孔和散瞳下的最佳矫正视力小于0.3，或虽大于0.3，但散光严重，患者难以接受，可考虑晶状体摘除[3]。该例患儿视力检查不配合，考虑其晶状体异位可能导致青光眼，且患儿戴镜不能配合，日后弱视加重的可能性较大，向患儿家属讲明后，其同意手术。

对于中度晶状体半脱位范围小于180°者，行晶状体超声乳化摘除＋囊袋张力环植入＋人工晶状体植入术，可取得较好的术后效果和人工晶状体的居中性。根据术中所见本例患儿晶状体脱位情况，术中植入囊袋张力环，并将张力环缝线固定，患儿年龄小，行前部玻璃体切割术减小后发性白内障的概率。

Marchesani综合征多合并闭角型青光眼，主要是由于脱位的晶状体前部与虹膜的接触面积增加，造成瞳孔阻滞，使用缩瞳剂可加重病情，因缩瞳剂兴奋睫状肌，使悬韧带松弛，晶状体前移而加重瞳孔阻滞，致眼压进一步升高。使用散瞳剂可使眼压下降，但散瞳后有加重晶状体脱位及晶状体脱入前房的危险。此外，球形晶状体使虹膜前移，房角关闭，部分患者房角发育异常也是发生青光眼的因素。患儿需长期随访眼压、眼底及视野、视神经纤维厚度等青光眼相关检查，必要时进一步治疗。

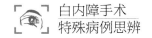
儿童患者伴中重度弱视，对于年龄在 14 岁以下者术后积极进行屈光矫正，并坚持弱视训练，大部分患儿视力均可有不同程度提高。

（穆延潇　济南明水眼科医院）

参考文献

[1]van Marchesani O.Brachhydaktylie und angeborene kugellines als systemerkrankung[J].Klin Monatsbl Augenheilked，1939，103：392-406.

[2]Ritch R，Wand M.Treatment of the weill-marchesani syndrome[J].Ann Ophthalmol，1981，13（6）：665-667.

[3] 姚克 . 复杂病例白内障手术学 [M]. 北京：科学技术出版社，2004：22.

病例 5　马凡综合征

一、病例介绍

患儿信息：男，3 岁，主因"双眼视物不清 3 年"就诊。

现病史：患儿半年余前被父母发现双眼视物不清，无眼痛、眼胀及视物变形等伴随症状，到当地医院就诊，查心脏彩超示：主动脉根部内径增宽，马凡综合征？三尖瓣、肺动脉瓣少量反流。诊断为"晶状体脱位（双）"，为求进一步诊疗，遂来我院就诊。查体：患者三尖瓣区可闻及收缩期杂音，见患者四肢及手指细长，门诊诊断为"晶状体脱位（双），马凡综合征？"收入院治疗。

个人史及家族史均无特殊。

二、诊疗经过

1. 术前眼科检查

（1）眼专科检查见病例 5 表 1。

病例 5 表 1　眼专科检查

	右眼（OD）	左眼（OS）
视力	CF/50cm（欠配合）	CF/50cm（欠配合）
眼压	12mmHg	12mmHg
结膜	无充血	无充血
角膜	角膜透明	角膜透明
前房	深，房水清	深，房水清
虹膜	虹膜纹理清，无萎缩	虹膜纹理清，无萎缩
瞳孔	瞳孔圆，直径约 3mm，光反射正常	瞳孔圆，直径约 3mm，光反射正常
晶状体	透明，向鼻侧偏移，瞳孔区可见晶体赤道部	透明，向鼻侧偏移，瞳孔区可见晶体赤道部（病例 5 图 1）
玻璃体	轻度混浊	轻度混浊
眼底	模糊可见视盘边界清、色尚可，动静脉大血管正常，视网膜红润，黄斑中心反光不明	模糊可见视盘边界清、色尚可，动静脉大血管正常，视网膜红润，黄斑中心反光不明

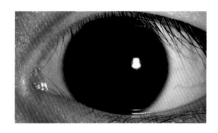

病例 5 图 1　左眼眼前段照相

（2）眼部 B 超（病例 5 图 2）：双眼玻璃体内未见明显异常回声。

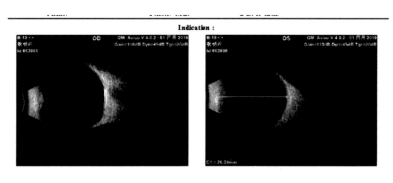

病例 5 图 2　眼部 B 超

（3）眼底照相：见病例 5 图 3。

（4）角膜内皮镜：右眼 CV 33，CD 3876；左眼 CV 30，CD 3861。

（5）黄斑 OCT：双眼黄斑区网膜各层反射均匀（病例 5 图 4）。

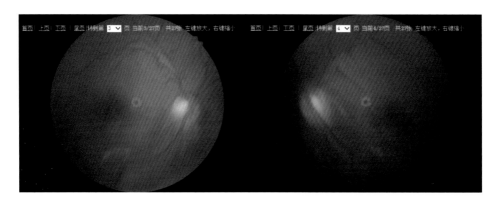

病例 5 图 3　眼底照相

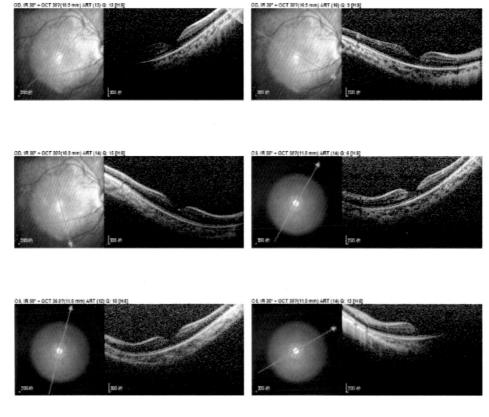

病例 5 图 4　黄斑 OCT

2．诊断

（1）晶状体脱位（双）。

（2）马凡综合征。

3．治疗　患儿入院后给予抗生素眼药水点眼抗炎治疗，完善术前检查，排除手术禁忌，在全身麻醉下行双眼晶状体超声乳化摘除＋缝线张力环＋人工晶状体植入术。手术过程顺利，右眼植入 PY-60AD +19.5D 人工晶状体一枚，左眼植入 PY-60AD +16.0D 人工晶状体一枚。术后第 1 天，双眼视力不配合，眼压：右眼 10mmHg，左眼 11mmHg；双眼结膜充血，角膜透明，前房适中，房水闪辉，瞳孔圆，光反射正常，人工晶状体透明、居中（病例 5 图 5），眼底见视盘边界清、颜色正常，动静脉大血管正常，视网膜红润，黄斑中心反光不明。术后第 2 天基本同前。定期随访，病情稳定。

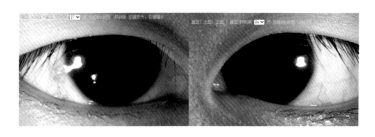

病例 5 图 5　术后双眼眼前段照相

三、病例分析

1．诊断　患儿晶状体脱位，心脏异常，"Marfan 综合征"诊断明确。

2．治疗　视力减退，晶状体脱位，具备手术指征，选择单焦点人工晶状体植入，预留部分远视储备，术中准备囊袋张力环植入，术后弱视训练。

3．讨论　Marfan 综合征又名蜘蛛指（趾）综合征，是一种先天性遗传性结缔组织病，为常染色体显性遗传。该病的发病率大约是 1/5000，无人种及性别的显著差异，约 3/4 的患者会遗传下一代。眼部异常主要表现为不同程度的晶状体脱位，尤以双眼晶状体对称性的向颞上方移位多见，本例患儿符合手术指征。患儿双眼眼轴相差大，视觉发育不良、弱视、高度近视，术后仍需进一步弱视训练，监测眼压及后发障发展情况。

（李　琰　济南明水眼科医院）

第三章

小眼球白内障合并青光眼

病例6　先天性小眼球合并晶状体脱位继发青光眼

一、病例介绍

患者信息：女性，46岁，主因"自幼双眼视力差，加重2年"就诊。

现病史：患者自幼双眼视力差，无视物变形、视物缺损等伴随症状，近2年视力下降加重，半年前出现右眼眼痛、眼胀不适，无恶心、呕吐等不适，休息后无好转未诊治，现上述不适影响生活，为求进一步诊治就诊于我院。

既往史：否认全身病史，个人史及家族史均无特殊。

二、诊疗经过

1. 术前眼科检查

（1）眼专科检查见病例6表1。

病例6表1　眼专科检查

	右眼（OD）	左眼（OS）
视力	CF/30cm（矫无助）	LP（矫无助）
眼压	59mmHg	19mmHg
眼睑	上睑下垂，遮挡上方角膜约1/2	上睑下垂，遮挡上方角膜约2/3
结膜	无充血	无充血
角膜	角膜水肿，直径约7mm，下方角膜大泡	角膜透明，直径约7mm
前房	Tyn（-）	Tyn（-）
虹膜	虹膜纹理清，无萎缩	虹膜纹理清，无萎缩

续表

	右眼（OD）	左眼（OS）
瞳孔	瞳孔不圆，向鼻侧偏移，光反射迟钝	瞳孔不圆，向鼻侧偏移，光反射迟钝
晶状体	瓷白色混浊（病例6图1）	瓷白色混浊（病例6图1）
玻璃体	窥不清	窥不清
眼底	窥不清	窥不清
33cm角膜映光法	双眼 −45°	
眼球位置	水平震颤	

（2）眼部B超（病例6图2）：双眼玻璃体轻度混浊伴右眼后脱离，右眼视盘凹陷，左眼球壁增厚。

（3）UBM：双眼房角形态异常，右眼晶状体脱位，睫状体回声异常。

（4）角膜内皮镜：左眼CD1923 CV32O，右眼细胞边界不清，无法分析。

（5）共焦显微镜检查：右眼角膜扫描上皮层细胞尚可，基底膜下神经纤维减少、变细，基质层细胞肿胀，内皮层细胞尚可，单位面积细胞数量约2200～2300。

（6）A超：右眼 AL：21.05mm，ACD：2.68mm，lens：3.11mm；左眼 AL：21.44mm，ACD：2.llmm，Lens：3.69mm。

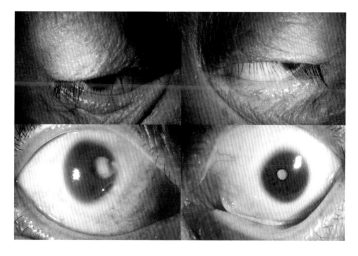

病例6图1　双眼眼前段照相

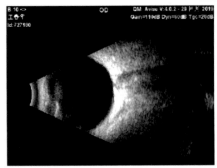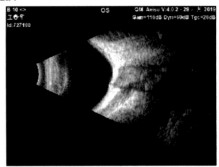

病例 6 图 2　双眼眼部 B 超

2．诊断

（1）双眼白内障。

（2）右眼晶状体脱位。

（3）右眼继发性青光眼。

（4）双眼先天性小角膜。

（5）双眼先天性小眼球。

（6）双眼眼球震颤。

（7）双眼上睑下垂。

（8）双眼弱视。

（9）外斜视。

3．治疗　患者入院后右眼暂时行局部降眼压药物治疗，马来酸噻吗洛尔滴眼液、布林佐胺滴眼液，每日 2 次。完善全身相关检查，并请内科医师及麻醉医师协助会诊后，于 2019 年 5 月 1 日在全身麻醉下行左眼白内障超声乳化摘除联合人工晶状体植入术，手术顺利。术后第二天复查，左眼视力：眼前手动，眼压 Tn，结膜略充血，角膜透明，切口对合好，前房适中，瞳孔欠圆，鼻侧偏移，人工晶状体居中透明，眼底模糊窥不清（病例 6 图 3）。右眼眼压 25mmHg，角膜水肿较前减轻，余眼部检查同前。左眼局部应用左氧氟沙星滴眼液、醋酸泼尼松龙滴眼液、妥布霉素地塞米松眼膏抗菌消炎治疗，复方托比卡胺滴眼液点眼活动瞳孔，右眼降眼压滴眼液继用。2019 年 5 月 25 日行右眼白内障超声乳化摘除联合前部玻璃体切割术，术中见晶状体脱位明显，无法植入人工晶状体，术后第 2 天复查，右眼视力 CF/5cm，戴镜 +8.00D 矫正至 0.04，眼压 17mmHg，结膜略充血，切口对合好，角膜透明，下方角膜大泡，前房适中，瞳孔不圆，向鼻侧偏位，晶状体缺如（病例 6 图 4）。最后一次随访，左眼视力 CF/10cm。

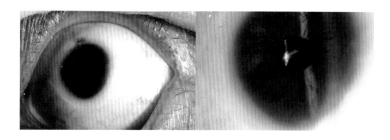

病例 6 图 3　左眼术后眼前段照相

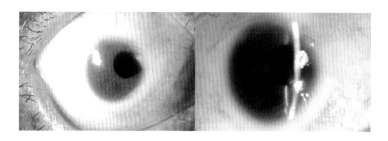

病例 6 图 4　右眼术后眼前段照相

三、病例分析

1. 诊断　患者角膜直径 7mm，前房角发育异常，眼压高，眼轴短，诊断"先天性小眼球""先天性小角膜"诊断明确。

2. 治疗　视力减退，眼压高，具备手术指征，小眼球患者通常合并青光眼、弱视、眼球震颤等眼部疾患。

3. 讨论　先天性小眼球是指眼球发育停滞而导致的眼球体积较正常小，常伴有小睑裂、小角膜、浅前房、窄房角及巩膜增厚等特点，且没有其他先天畸形者。先天性小眼球眼轴的上限值范围在 18 ～ 20.5mm，通常＜ 21mm，常合并先天性白内障、闭角型青光眼、脉络膜渗漏和（或）非孔源性视网膜脱离、眼底视盘黄斑束皱褶、虹膜、脉络膜及视神经缺损。

先天性小眼球患者由于其特殊的解剖结构，瞳孔难以充分散大，晶状体体积大及核硬，常伴发假性囊膜剥脱综合征等异常，白内障超声乳化术后恶性青光眼、渗出性视网膜脱离、脉络膜渗漏及爆发性脉络膜出血的概率大大提高。由于手术风险很高，对患者围术期的每一个细节的谨慎处理和把握，能大大降低术中及术后并发症的发生概率。完善的术前检查和术前准备尤为重要，除了常规性检查患者的眼压、裂隙灯、眼底、A/B 超及测量眼轴长度，还应测量晶状体和巩膜厚度、脉络膜厚度、前房深度、角膜曲率及人工晶状体度数。术前用药方面，应谨慎使用散瞳剂和缩瞳剂，避免恶性青光眼的发生，术前可酌情使用药物性脱水剂，如甘露醇，能缩小玻璃体体积，一定程度上增加前房容积。先天性小眼球行白内障手术的方案可选择白内障摘除术，白内障摘除联合前部玻璃体切除或白内障摘除＋虹膜周切＋前部玻璃体切除等。

本例患者左眼先天性小眼球行白内障手术需警惕术中及术后恶性青光眼、脉络膜渗漏及爆发性脉络膜出血的发生，术前除完善各项常规眼科检查，行 UBM 及脉络膜厚度测量等检查，为了保证手术的安全性，在全身麻醉下行手术治疗，术中瞳孔难以散大及较硬的晶体核增加了手术难度，术中发现该患者后囊明显混浊，考虑可能是与患者眼球先天发育异常有关，对于先天性小眼球患者人工晶状体的植入，有学者提出囊袋内植入两枚人工晶状体，即双联人工晶状体（即背驮式人工晶状体、Piggyback IOL）[1]，然而研究发现两枚人工晶状体间会发生混浊[2]，为了解决这一问题，有文献提出将一枚人工晶状体植入囊袋，另一枚植入睫状沟[3]，因该患者前房空间拥挤，悬韧带脆弱，没有足够空间容纳也无法承受两枚人工晶状体的重量，仅于囊袋内植入一片人工晶状体，矫正了部分屈光不正达到了满意的术后视力。

本例患者右眼晶状体半脱位继发青光眼，由于悬韧带松弛或断裂使晶状体脱离正常的视轴中心，晶状体脱位后，后房至前房的房水流通或房水排出通道的机械性阻塞，或玻璃体向前涌至瞳孔引起前后房房水流通受阻，导致眼压升高，因患者入院时眼压较高，给予局部及全身降眼压药物治疗，保守治疗效果较差，因此选择手术治疗，晶状体半脱位继发性青光眼行手术治疗的措施是取出脱位的晶状体，解除瞳孔阻滞，恢复正常的房水循环，促进视功能的恢复。手术的难点在于：①半脱位的晶状体无法进行常规的超声乳化手术[4]。②悬韧带脱离范围大，人工晶状体无法植入，需要行囊袋张力环植入或缝线固定[5]。③玻璃体嵌顿于瞳孔及前房，影响手术操作，常可引起玻璃体出血、牵引等并发症。因术中发现晶状体脱位范围较大已无法植入晶体，术中单纯行右眼白内障摘除术，术后可能眼压仍然控制不理想，联合前段玻璃体切除术，有效减少玻璃体容积，晶体－虹膜隔后移，预防恶性青光眼的发生。

（穆延潇　济南明水眼科医院）

参考文献

[1]Gayton JL, Sanders VN.Implanting two posterior chamber intraocular lenses in a case of microphthalmos[J].J Cataract Refract Surg, 1993, 19（6）：776-777.

[2]Arshinoff SA.Using BSS with viscoadaptives in the ultimate soft-shell technique[J].J Cataract Refract Surg, 2002, 28（9）：1509-1514.

[3]Wladis EJ, Gewirtz MB, Guo S.Cataract surgery in the small adult eye[J].Surv Ophthalmol, 2006, 51：153-161.

[4]Antoniuk SV.Phacoemulsification of complicated traumatic cataracts[J].Voen Med Zh, 2002, 323（3）：34-38.

[5]Rossin EJ, Vander-Veen DK, Yonekaea Y.Bilateral immediate sequential vitrectomy and lensectomy for bilateral lens dis-location in severe neonatal marfan syndrome[J].Ophthalmic Surg Lasers Imaging Retina, 2018, 49（10）：151-153.

病例 7　真性小眼球合并白内障继发青光眼

一、病例介绍

患者信息：男性，64 岁，因"左眼逐渐视物不清半年余"就诊。

现病史：患者于半年余前无明显诱因出现左眼视物不清，无眼痛、眼胀及视物变形等伴随症状，未诊治，视物不清渐加重，3 天前来我院就诊，眼压：右眼 29.1mmHg，左眼 27.3mmHg，诊断为"老年性白内障（双），青光眼（双）"，给予"卡替洛尔滴眼液、布林佐胺滴眼液"点眼，建议手术治疗，术后观察眼压变化，向患者及其家属讲明，其表示理解，遂住院治疗。

既往史：自幼双眼视力差，具体诊疗不详。

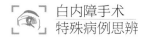

二、诊疗经过

1. 术前眼科检查

（1）眼专科检查见病例 7 表 1。

病例 7 表 1　眼专科检查

	右眼（OD）	左眼（OS）
视力	0.08（矫正 +15.50DS/-0.50DC×150° = 0.12）	0.08（矫无助）
眼压	21mmHg（用药后）	27mmHg（用药后）
结膜	无充血	无充血
角膜	角膜透明	角膜透明
前房	浅，房水清	浅，房水清
虹膜	虹膜纹理清，无萎缩	虹膜纹理清，无萎缩
瞳孔	瞳孔圆，直径约 3mm，光反射正常	瞳孔圆，直径约 3mm，光反射正常
晶状体	混浊（C4N2P2）	混浊（C4N2P2）（病例 7 图 1）
玻璃体	轻度混浊	轻度混浊
眼底	窥不清	窥不清

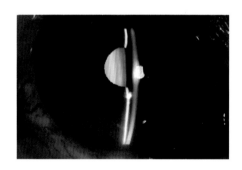

病例 7 图 1　左眼眼前节照相

（2）角膜内皮镜：右眼 CD 2506，CV 27；左眼 CD 2370，CV 41。

（3）IOL-Master 示轴长（病例 7 图 2）：右眼 15.93mm，左眼 15.73mm。

（4）眼前节光学相干断层成像见病例 7 图 3。

（5）眼部 B 超（病例 7 图 4）：双眼球体积缩小伴球壁增厚，玻璃轻度混浊。

（6）UBM：右眼前房中央深度约 2.09mm，上方及颞侧房角形态大致正常，余方向房角变窄，下方及睫状体上腔渗漏，左眼前房中央深度约 2.05mm，颞侧房角形态大致正常，余方向房角变窄，下方及颞侧睫状体上腔渗漏（病例 7 图 5）。

（7）双下肢彩色多普勒超声：双下肢深静脉未见明显异常。

（8）心脏彩色多普勒超声：二尖瓣及三尖瓣轻度反流。

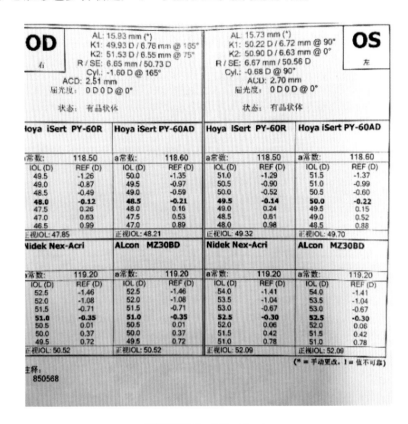

病例 7 图 2　IOL-Master

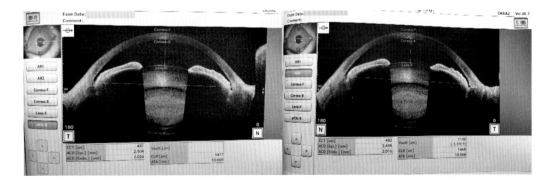

病例 7 图 3　眼前节 OCT

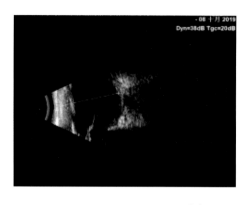
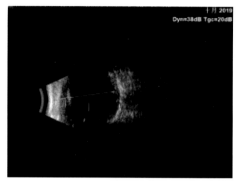

病例 7 图 4　眼部 B 超

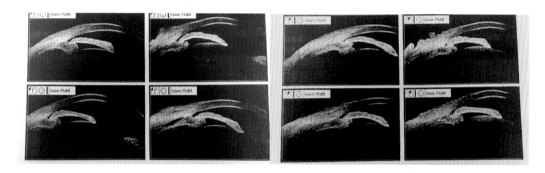

病例 7 图 5　UBM

2．诊断

（1）老年性白内障（双）。

（2）青光眼（双）。

（3）真性小眼球（双）。

（4）弱视（双）。

3．治疗　入院后给予左氧氟沙星滴眼液点双眼抗炎治疗，卡替洛尔滴眼液、布林佐胺滴眼液点双眼，醋甲唑胺片 25mg、2 次 / 日，甘露醇注射液 125ml 静脉滴注降眼压治疗，完善术前检查排除手术禁忌证后，全身麻醉下行左眼白内障超声乳化摘除伴人工晶状体一期置入 + 虹膜周边切开 + 前部玻璃体切割术，术中植入 RS57A +34.0D 晶体一枚。术后第 1 天左眼视力 0.12 矫正 0.2（验光：+14.50DS），眼压 15mmHg，结膜略充血，切口对合好，缝线在位，角膜透明，前房适中，房闪（+），瞳孔圆，上方虹膜根切口通畅，人工晶状体居中、透明（病例 7 图 6）。给予醋酸泼尼松龙、左氧氟沙星、卡替洛尔、布林佐胺眼药水点眼。术后第 2 天左眼视力 0.12 矫正 0.2（验光：+15.50DS/+0.75DC×20°），眼压 20mmHg，眼前节检查同前，眼底见视盘边界欠清，颜色大致正常，动静脉走形大致正常，后极部视网膜豹纹状改变，黄斑区色素紊乱。术后 1 周左眼视力 0.12 矫正 0.15（验光：+14.75DS/–0.75DC×80°），眼压 14.9mmHg；继续抗生素、激素眼药水点眼；术后 1 个月，左眼视力 0.1 矫正 0.12（验光：+15.25DS），眼压 15mmHg，余大致同前；术后 40 天，左眼视力 0.1 矫正 0.12（验光：+15.00DS/–0.25DC×80°），眼压 24.2mmHg，原药停用，给予布林佐胺噻吗洛尔滴眼液点眼。术后 2 个月，左眼视力 0.1 矫正 0.12（验光：+15.00DS/–0.25DC×80°），眼压 24mmHg。

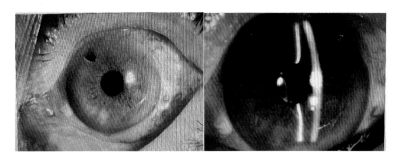

病例 7 图 6　左眼眼前节照相

三、病例分析

1. 诊断　老年男性，急性起病，眼痛、头痛伴视力下降，双眼眼轴均小于 16mm，"先天性小眼球""继发性青光眼"诊断明确。

2. 治疗　视力减退，眼压高，具备手术指征，真性小眼球继发青光眼患者，需尽量控制眼压稳定后再行手术，应在全麻状态下手术治疗，保证手术过程中眼压的相对平稳。手术方式选择白内障联合虹膜周切及前段玻璃体切除，预防术后恶性青光眼的发生。

3. 讨论　真性小眼球是一种少见的先天性异常，一般指眼球体积明显小于正常但不伴其他显著的眼部或全身异常。正常人眼轴长度在出生时为 17mm，在 3 岁左右达到 23mm，3 岁以后每年增长 0.1mm，直至 14 岁左右，达到 24mm，即成年人水平[1]。如在胚胎 7 周至 8 个月期间即胚裂闭合后眼球发育停滞，将仅导致眼球大小的减小而不出现眼其他部位或全身的先天性发育异常[1]。文献报道真性小眼球的眼轴上限值的范围在 18 ～ 20.5mm，相关研究将眼轴小于 21mm 纳为小眼球的范围[2]。该患者行人工晶状体度数测量示右眼轴长 15.93mm，左眼轴长 15.73mm，诊断明确。

由于真性小眼球患者的晶状体为正常大小，晶状体 – 眼球容积比则由正常人的

4% 增长为 10% ～ 30%，相对大的晶状体使晶状体 – 虹膜隔前移 [3]，增加了瞳孔阻滞，在此基础上，由于自发或内眼手术引起的葡萄膜渗漏可能使虹膜根部前旋，从而导致前房角狭窄，易于发生房角粘连。因此，真性小眼球伴发的青光眼以闭角型为多见 [4]。由于真性小眼球特殊的眼前段结构，其并发的青光眼对药物治疗的反应较差，尤其是缩瞳剂，可能因晶状体悬韧带的松弛而加重相对性瞳孔阻滞，出现所谓的反向反应 [3, 5]。真性小眼球并发青光眼的治疗比较棘手，滤过术后容易出现严重的并发症。Singh 等 [6] 报道真性小眼球 32 眼，15 眼行传统的青光眼手术，13 眼（86%）术后视力丧失。但手术治疗又常常不可避免，激光治疗可作为一种手术前的治疗选择。Jin 等 [1] 运用激光虹膜周边切除联合或不联合激光虹膜成形术，83.3% 的患眼眼压得到了理想控制。

真性小眼球合并白内障的患者，由于前房浅，瞳孔不易散大，晶状体 – 眼球容积比较正常大，眼前段组织空间狭小，白内障手术难度较大，对手术者要求较高，术后角膜水肿、炎症反应可能较重，术中需注意操作轻柔，最大程度减少组织损伤。因患者多伴有高度远视，现临床无此类度数的人工晶状体，且在人工晶状体计算上存在较大误差，术前需尽可能将角膜曲率及眼轴长度测量准确，此类患者常合并弱视，因此术后视力提高有限。

对于此患者，其眼轴短，前房浅，晶状体混浊，膨胀的晶状体容易加重瞳孔阻滞导致眼压进一步升高，我们对其行白内障超声乳化摘除＋人工晶状体植入术，根据其人工晶状体度数测量结果，需植入 +52D 人工晶状体，但目前我国人工晶状体最大度数为 +34D，因患者眼球极小，植入两片人工晶状体较困难，且可能引发恶性青光眼，因此植入 RS57A +34.0D 晶体一枚，术后残留较大度数远视，需戴镜矫正。为控制其眼压及防止术后恶性青光眼的发生，术中一并行虹膜周边切开＋前部玻璃体切割术，术后眼压控制较好。但在术后 40 天、2 个月时眼压测量为 24mmHg，我们为其加用布林佐胺噻吗洛尔滴眼液控制眼压。此后仍需长期随诊观察眼压变化，对保护视神经功能有至关重要的作用。

（李　琰　济南明水眼科医院）

参考文献

[1]Jin CJ，Anderson DR.Laser and unsutured sclerotomy in nanoph-thalmos[J].Am J Ophthalmol，1990，109（5）：575-580.

[2]Wayne Wu，Daniel G，Dawsin，et al.Cataractsurgeryinpatientswithnanophthalmos：Resultsand complieations[J].J Cataract Refract Surg，2004，30：584-590.

[3]Altintas AK，Acar MA，Yalvac IS，et al.Autosomal recessive nan-ophthalmos[J].Acta Ophthalmol Scand，1997，75（3）：325-328.

[4] 梁远波，于妍娉，王宁利 . 真性小眼球及其并发症 [J]. 国际眼科纵览，2004，28（1）：21-24.

[5] 彭寿雄，周文炳 . 临床青光眼 [M]. 第 2 版 . 北京 ：人民卫生出版社，2000：316-317.

[6]Singh OS，Simmons RJ，Brockhurst RJ，et al.Nanophthalmos：a perspective on identification and therapy[J].Ophthalmology，1982，89（9）：1006-1012.

病例 8 先天性小眼球

一、病例介绍

患者信息 ：男性，69 岁，主因 "双眼视物不清伴眼胀半个月余" 入院。

现病史 ：患者于半个月前无明显诱因出现双眼视物不清伴眼胀，无头痛、恶心、呕吐，无视物变形等症状，5 天前来我院就诊，门诊查 A 超示 ：右眼 AL 17.66mm，ACD 1.44mm，LT 5.60mm ；左眼 AL 16.78mm，ACD 0mm，LT 5.90mm。眼压 ：右眼 32mmHg，左眼 23mmHg，裂隙灯下右眼前房极浅，左眼前房消失，诊断为 "真性小眼球（双），恶性青光眼（双）"，并给予布林佐胺滴眼液点眼控制眼压，今来我院复诊，要求住院手术治疗。

既往史 :高血压病史 2 年，药物治疗。自幼双眼远视，右眼青光眼术后 10 余年，

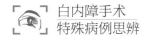
左眼青光眼术后 1 个月。

二、诊疗经过

1．术前眼科检查

（1）眼专科检查见病例 8 表 1。

病例 8 表 1　眼专科检查

	右眼（OD）	左眼（OS）
视力	CF/ 眼前（矫正无助）	CF/ 眼前（矫正无助）
眼压	22mmHg（用药后）	23mmHg（用药后）
结膜	无充血	无充血
角膜	透明	混浊
前房	极浅	消失
虹膜	纹理不清，部分萎缩，上方可见虹膜根切口	纹理不清，部分萎缩，上方可见虹膜根切口
瞳孔	圆，直径约 3mm，光反射消失	欠圆，直径约 4mm，光反射消失
晶状体	混浊 C4N3，核呈红棕色	混浊 C5N3，核呈红棕色
玻璃体	轻度混浊，球壁明显增厚	轻度混浊，球壁明显增厚
眼底	窥不清	窥不清
A 超	AL 17.66mm	AL 16.78mm
	ACD 1.44mm	ACD 0mm
	LT 5.60mm	LT 5.90mm

（2）右眼眼前节照相（病例 8 图 1）：右眼角膜透明，前房中深约 1CT，上方虹膜根切口通畅，晶状体混浊。

（3）左眼眼前节照相（病例 8 图 2）：左眼角膜混浊，前房消失，瞳孔欠圆，直径约 4mm，光反射消失，晶状体混浊。

（4）眼部 B 超（病例 8 图 3）：双眼玻璃体轻度混浊，球壁明显增厚。

（5）双眼角膜内皮镜（病例 8 图 4）：右眼 CD 2874，CV 28；左眼各方位未见明显细胞结构。

（6）右眼角膜共聚焦显微镜检查（病例 8 图 5）：角膜上皮细胞尚可，基膜下神经纤维减少、变细，可见中量中度分化朗格汉斯细胞，基质层细胞尚可，单位面积细胞数量约 2200 ~ 3300 个 /mm²，鼻侧内皮层细胞扫描不清。左眼角膜扫描上皮细胞紊乱，部分可见点片状反光，基底层下各方位未见神经纤维，基质层细胞略肿胀，内皮层细胞各方位均扫描不清。

（7）UBM：右眼前房中央深度约1.11mm，上方虹膜根部回声局限阙如，余方向房角形态大致尚可，鼻侧睫状体上腔探及隙状回声，左眼前房消失，周边虹膜与角膜内皮相贴。

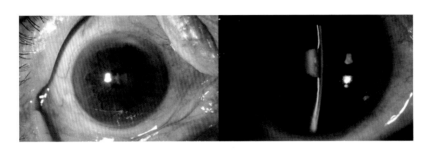

病例8图1　右眼眼前节照相

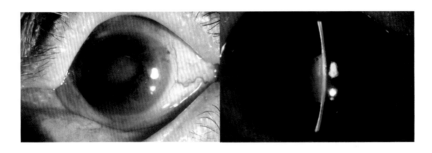

病例8图2　左眼眼前节照相

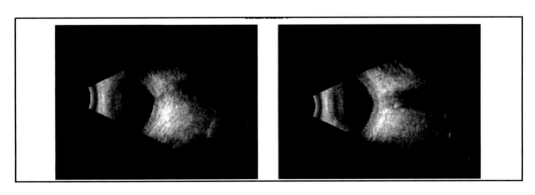

病例8图3　双眼眼部B超检查

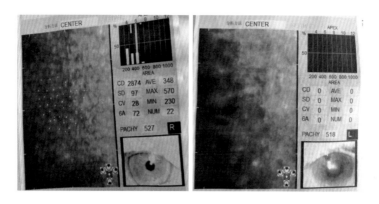

病例 8 图 4　双眼角膜内皮镜检查

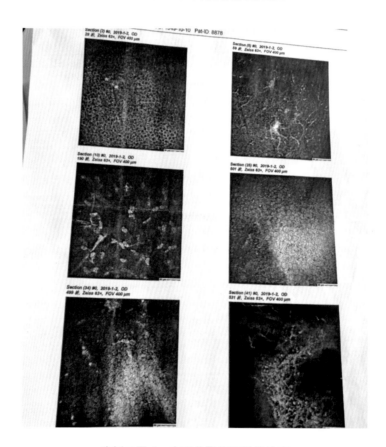

病例 8 图 5　右眼共聚焦显微镜检查

2．初步诊断

（1）双眼恶性青光眼。

（2）双眼老年性白内障。

（3）双眼真性小眼球。

（4）双眼青光眼术后。

（5）高血压。

3. 治疗　患者入院后完善术前检查，β 受体阻滞剂（马来酸噻吗洛尔滴眼液，2 次 / 日）；碳酸酐酶抑制剂（布林佐胺滴眼液，2 次 / 日）；结合患者既往手术史及眼部症状及体征，排除其他手术禁忌证，行右眼白内障超声乳化摘除＋人工晶状体植入联合后囊撕囊＋周边虹膜切除＋前部玻璃体切割术。术后第 1 天，右眼视力 0.05，验光 +7.25DS/+2.00DC×120° 矫正 0.25，眼压 19mmHg，角膜透明，前房适中，房水闪辉，人工晶状体透明、居中；术后第 2 天，右眼视力 0.05，验光 +7.25DS/+2.00DC×120° 矫正 0.25，眼压 13mmHg，角膜透明，前房适中，房水闪辉，人工晶状体透明、居中。病情稳定，出院。术后第 9 天，右眼角膜透明，前房适中，房水闪辉，人工晶状体透明、居中（病例 8 图 6）。复查 B 超，提示双眼浅层网脱待排（病例 8 图 7）。术后第 18 天，右眼眼底见视盘边界欠清、颜色淡，动静脉大血管粗，后极部网膜红润，黄斑中心反光不明（病例 8 图 8）；行双眼前节 OCT 检查（病例 8 图 9、病例 8 图 10）。

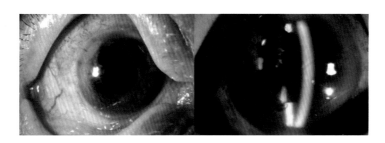

病例 8 图 6　术后第 9 天检查

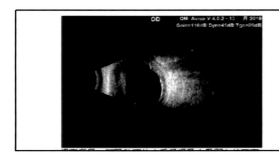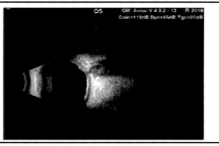

病例 8 图 7　术后第 9 天 B 超检查

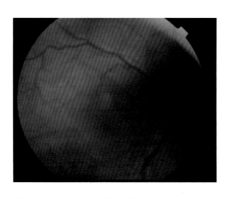

病例 8 图 8　右眼术后第 18 天眼底检查

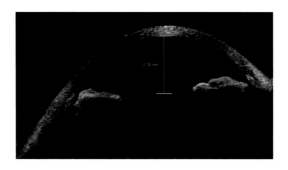

病例 8 图 9　右眼术后第 18 天眼前节 OCT 检查

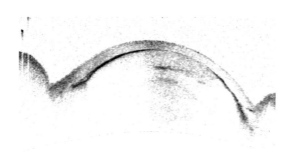

病例 8 图 10　左眼眼前节 OCT 检查

三、病例分析

1. 诊断　患者为老年男性，双眼眼压高；眼轴长短：右眼 17.66mm，左眼 16.78mm；裂隙灯检查及 UBM 检查提示右眼前房中央深度约 1CT，左眼前房消失；B 超提示双眼球壁增厚。眼压高，前房消失，符合恶性青光眼诊断；双眼远视眼，轴长短，球壁增厚，符合真性小眼球诊断。

2. 治疗　患者入院后给予降眼压滴眼液点眼控制眼压，单纯药物治疗无法解决根本问题，针对患者眼部病情，行右眼白内障超声乳化摘除＋人工晶状体植入术，术中联合后囊撕囊＋周边虹膜切除＋前部玻璃体切割术进一步加深前房，减轻后房压力。

3. 讨论　真性小眼球是指胚裂闭合后，眼球发育停滞、眼球体积较正常者小而无其他先天畸形的一种罕见的先天性发育异常，通常为双侧。关于小眼球的定义存在多种说法，目前尚无统一。国外学者 Duke 认为眼球容积小于正常的 2/3，眼轴在 16～18.5mm 即为小眼球；若用超声测量眼轴小于正常人平均值的 2 个标准差，一般认为是小于 20mm。Altintas 等分析了有关真性小眼球的报道，发现文献报道的真性小眼球眼轴的上限值范围在 18～20.5mm，Weiss 等进一步将眼轴分为前段轴长和后段轴长，发现真性小眼球的眼轴主要是后段变短。真性小眼球的临床特点包括：①眼球小、轴长短（≤20mm）；②角膜小、巩膜厚、前房浅、房角窄；③远视眼（+10D～+17D）；④晶状体大小正常或呈球形；⑤眼底发育不良，部分患者伴有面部、躯体发育不良。

真性小眼球继发青光眼的可能机制：①眼球体积小，晶状体大小正常或呈球形，晶状体/眼球体积比值偏高，眼前段拥挤，随着年龄的增长，晶状体的体积不断增加，前房变浅、变窄甚至关闭，引起闭角型青光眼；②脉络膜厚度增加，使玻璃体腔压力增加，后房压力同时增加，加重了瞳孔阻滞；③巩膜发育异常，巩膜增厚导致涡静脉压增高，回流出现障碍，加重眼压升高。

由于真性小眼球患者眼部结构的特殊性，真性小眼球继发青光眼患者药物治疗效果差，手术治疗难度和风险大。结合文献，早期房角粘连≤1/2：可行激光周边虹膜切开和（或）激光周边虹膜成形术，若合并白内障，可联合行超声乳化手术；房角粘连闭合≥1/2：可行青光眼滤过手术合并其他术式；视功能严重受损，视力为光感、无光感但眼部有充血、疼痛且药物不能控制者，可行睫状体光凝术。

针对本例患者，患者右眼尚存一定视功能，左眼已无有用视功能，其要求先治疗右眼。我们为其进行了详细的术前检查，评估眼部条件，充分考虑到手术治疗的难度与高风险性，与患者及家属进行了详细的沟通，慎重考虑后，左眼暂时药物保守治疗，右眼在静脉麻醉下行白内障超声乳化人工晶状体植入联合后囊撕囊＋周边虹膜切除＋前部玻璃体切割术。由于超声乳化切口较小，术中能很好地保持眼球的密闭，避免剧烈的眼压变化，从而有效预防眼后节并发症的发生，术后炎症反应也较轻。术中及术后未出现严重并发症，术后右眼视功能良好，眼压及前房稳定。术后治疗效果较好，患者满意。

（杨　骁　济南明水眼科医院）

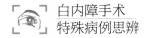
参考文献

[1]Ghose S，Sachdev MS，Kumar H，et al.Bilateral nanophthalmos，pigmentary retinal dystrophy and angle closure glaucoma—a new recessive syndrome ？ [J]Br J Ophthalmol，1985，69（8）：624-628.

[2]Altintas AK，Acar MA，Yalvac IS，et al.Autosomal recessive nanophthalmos[J]. Acta Ophthalmol Scand，1997，75（3）：325-328.

[3]Weiss AH，Kousseff BG，Ross LA，et al.Simple microphthalmos[J].Arch Ophthalmol，1989，107（11）：1625-1630.

[4]Serrano JC，Hodgkin PR，Taylor DSI，et al.The nanophthalmic macula[J].Br J Ophthalmol，1998，82：276-279.

[5]Shaffer RN.The management of glaucoma in nanophthalmos[J].Trans Am Ophthalmol Soc，1975，73：96-122.

[6]Stewart DH，Streetem BW，Brockhurst RJ，et al.Abnormal scleral collagen in nanophthalmos[J].Arch Ophthalmol，1991，109：1017-1025.

[7]Gass JDM.Uveal effusion syndrome：a new hypothesis concerning pathogenesis and technique of surgical treatment[J].Trans Am Ophthalmol Soc，1983，81：247-260.

[8]Jin CJ，Anderson DR.Laser and unsutured sclerotomy in nanophthalmos[J].Am J Ophthalmol，1990，109（5）：57.

[9]Singh OS，Simmons RJ，Brockhurst RJ，et al.Nanophthalmos：a perspective on identification and therapy[J].Ophthalmology，1982，89（9）：1006-1012.

第四章

白内障合并角膜病或术后合并角膜并发症

病例 9　角膜移植术后白内障

一、病例介绍

患者信息：男性，77岁，主因"右眼视物不清、反复眼红1年余"就诊。

现病史：患者于1年余前无明显诱因出现右眼视物不清、反复眼红，在当地医院诊断为"角膜炎（右）"，给予药物点眼（具体用药不详）后病情反复，10个月前来我院就诊，门诊诊断为"细菌性角膜溃疡（右），病毒性角膜溃疡（右）"收入院给予药物治疗，感染控制后行右眼羊膜覆盖＋羊膜移植术，病情好转后出院。5个多月前复诊，因溃疡区角膜无明显修复行右眼羊膜覆盖术，4个多月前复诊时见右眼角膜溃疡区持续不愈合，收入院行右眼板层角膜移植术，病情稳定后出院，今复诊，考虑患者右眼角膜情况稳定，以"白内障（右），角膜移植术后（右）"收入院治疗。

既往史：患者10余年前曾于当地医院行左眼白内障手术，具体不详。否认家族史。

二、诊疗经过

1. 术前眼科检查

（1）眼专科检查见病例9表1。

病例9表1　眼专科检查

	右眼（OD）	左眼（OS）
视力	HM/30cm	0.6⁻
眼压	6mmHg	11mmHg
结膜	无充血	无充血

	右眼（OD）	左眼（OS）
角膜	角膜植片在位，后弹力层略皱，缝线固定	角膜透明
前房	适中，房水清	适中，房水清
虹膜	虹膜纹理清，无萎缩	虹膜纹理清，无萎缩
瞳孔	瞳孔圆，直径约3mm，光反射存在	瞳孔圆，直径约3mm，光反射存在
晶状体	晶状体混浊（+++），前囊表面见色素沉着（病例9图1）	人工晶状体在位
玻璃体	窥不进	轻度混浊
眼底	窥不进	视盘界清、色可，动静脉可，视网膜豹纹状，黄斑区反光不明

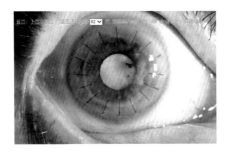

病例9图1　右眼眼前节照相

（2）角膜内皮镜：右眼中央偏上方CD1157 CV33，细胞边界不清，图像模糊，余方位未见细胞结构。

（3）眼部B超：双眼玻璃体轻度混浊（病例9图2）。

（4）角膜地形图。角膜曲率：右眼测不出，左眼：K1：43.58D@175°，K2：41.76D@85°。

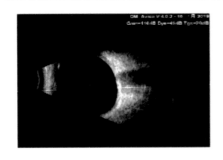 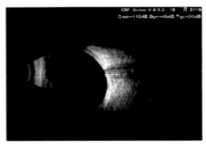

病例9图2　眼部B超

2．诊断

（1）白内障（右）。

（2）角膜移植术后（右）。

（3）人工晶状体植入术后（左）。

3．治疗　患者入院后给予左氧氟沙星眼药水点眼抗炎治疗，完善术前检查排除手术禁忌证，在神经阻滞麻醉下行右眼白内障超声乳化摘除联合人工晶状体植入术，术中植入 ZA9003+23.5D 人工晶状体一枚。术后第 1 天，右眼视力 0.12+ 矫正无助，验光：+8.75DS/–9.50DC×70°，眼压 8mmHg，结膜略充血，角膜植片在位，后弹力层略皱，缝线固定，切口对合好，前房适中，房闪（+），瞳孔圆，人工晶状体居中、透明（病例 9 图 3），眼底模糊见视盘界清、色可，动静脉可，视网膜豹纹状改变，黄斑区反光不明。给予左氧氟沙星、妥布霉素地塞米松滴眼液点眼治疗。术后 1 个月右眼视力 0.2，眼压 10mmHg，眼前节见病例 9 图 4。定期随访，患者病情稳定。

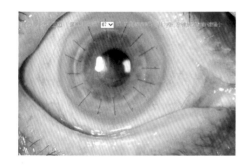 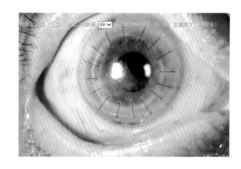

病例 9 图 3　术后第 1 天眼前节照相　　　病例 9 图 4　术后 1 个月眼前节照相

三、病例分析

1．诊断　老年男性，曾行"板层角膜移植术"，"白内障"诊断明确。

2．治疗　视力减退，白内障诊断明确，具备手术指征，手术方式选择白内障联合人工晶状体植入术，术中注意保护角膜内皮细胞。

3．讨论　板层角膜移植术保留了自体角膜的后弹力层和内皮层，相对于穿透性角膜移植术，具有免疫排斥发生率小、不干扰角膜内皮细胞、散光小、术后视力恢复快等优点，目前已广泛应用于多种累及角膜深基质，甚至全层基质疾病的治疗[1]。对于板层角膜移植术后发现晶状体混浊影响视力的患者，白内障超声乳化联合人工晶状体植入是目前较为有效的治疗方法[2]。随着晶状体密度增高，超声能量的增大不仅增加了白内障手术的难度，同时也可能增加术后角膜的水肿、角膜内皮失代偿等并发症的风险。与单纯老年性白内障手术相比,在行白内障手术过程中应注意对角膜内皮细胞的保护,同时还需分析角膜源性散光、植片透明度和愈合状态、角膜内皮细胞功能等,以提高手术治疗的安全性和有效性[3]。

(李 琰 济南明水眼科医院)

参考文献

[1]Romano V,Iovieno A,Parente G,et al.Long-term clinical outcomes of deep anterior lamellar kerato-plasty in patients with keratoconus[J].Am J Ophthalmol,2015,159(3):505-511.

[2]Jiang T,Jiang J,Zhou Y,et al.Cataract surgery in aged patients:phacoemulsification or small-incision extracapsular cataract surgery[J].Int J Ophthalmol,2011,4(5):513-518.

[3]张娟,王桑桑,黄心瑜,等.深板层角膜移植术后白内障手术的临床研究.同济大学学报(医学版),2018,39(3):53-58.

病例 10 先天性小角膜合并白内障

一、病例介绍

患者信息:女性,30岁,主因"自幼双眼视物不清,加重1年"就诊。

现病史:患者自幼双眼视物不清,伴偶尔眼痛、眼胀,可自行好转,无视物变形、视物缺损等伴随症状。近1年视物不清加重,未诊治,现上述不适影响生活,为求进一步诊治就诊于我院。

既往史:否认全身病史。

二、诊疗经过

1. 术前眼科检查

（1）眼专科检查见病例 10 表 1。

病例 10 表 1　眼专科检查

	右眼（OD）	左眼（OS）
视力	CF/5cm，光定位大致正常	CF/5cm，光定位大致正常
屈光	验不出	验不出
眼压	22mmHg	Tn
结膜	无充血	无充血
角膜	角膜透明，直径约 7.5mm	角膜透明，直径约 8mm
前房	浅，房水清	浅，房水清
虹膜	虹膜纹理清，无萎缩	虹膜纹理清，无萎缩
瞳孔	瞳孔圆，直径约 1mm，光反射迟钝	瞳孔圆，直径约 1mm，光反射迟钝
晶状体	乳白色混浊（病例 10 图 1）	乳白色混浊（病例 10 图 1）
玻璃体	窥不清	窥不清
眼底	窥不清	窥不清
眼球位置	双眼眼球水平震颤	

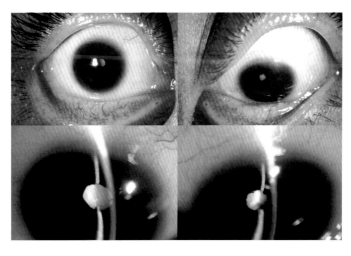

病例 10 图 1　双眼眼前节照相

（2）眼部 B 超（病例 10 图 2）：双眼玻璃体轻度混浊。

（3）UBM：右眼前房中央深度约 1.87mm，上方及鼻侧房角关闭，余方向房角形态尚可，睫状体多处见囊样回声，左眼前房中央深度约 1.63mm，颞侧房角形态尚可，余方向房角关闭，睫状体多处囊样回声。

（4）角膜内皮镜：右眼 CD2283 CV23，左眼 CD2717 CV30。

（5）角膜曲率：右眼 K1 50.50@80°，K2 56.50@170°，左眼 K1 49.89@94°，K2 51.61@4°。

（6）A 超示：右眼 AL：21.20mm，ACD：2.20mm，Lens：3.04mm；左眼 AL：21.11mm，ACD：2.20mm，lens：3.11mm。

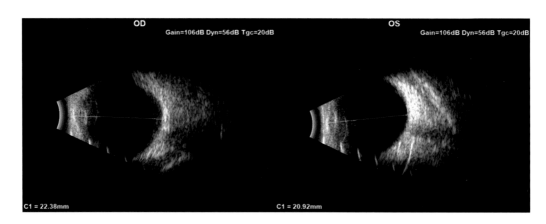

病例 10 图 2　双眼眼部 B 超

2. 诊断

（1）双眼先天性白内障。

（2）双眼先天性小角膜。

（3）双眼眼球震颤。

（4）双眼弱视。

（5）双眼闭角型青光眼。

（6）双眼睫状体囊肿。

3. 治疗　患者入院后完善全身相关检查，排除手术及麻醉禁忌证，并请内科医师及麻醉医师协助会诊后，于 2019 年 12 月 28 日在全身麻醉下行右眼白内障超声乳化摘除＋人工晶状体植入＋房角分离＋前部玻璃体切割＋虹膜周边切除术，术中测量右眼角膜水平直径约 7mm，垂直直径约 6.5mm，手术顺利。术后第 1 天复查：右眼视力 CF/30cm，回弹眼压 21mmHg，结膜略充血，角膜透明，前房适中，房闪（＋），瞳孔圆，人工晶状体居中透明（病例 10 图 3）。术后第 2 天复查：右眼视力 CF/30cm，眼压 22mmHg，余眼部检查同前，出院定期复查。

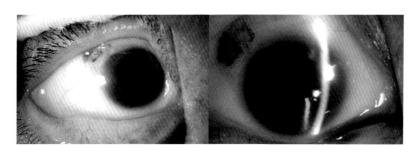

病例 10 图 3　右眼术后眼前节照相

三、病例分析

1. 诊断　患者角膜直径 7mm，前房角发育异常，眼压高，眼轴短，诊断"先天性小眼球""先天性小角膜"诊断明确。

2. 治疗　视力减退，眼压高，具备手术指征，小眼球患者通常合并青光眼、弱视、眼球震颤等眼部疾患。

3. 讨论　合并小眼球（或）小角膜的先天性白内障的解剖学特点：先天性小眼球的眼球体积明显减小，眼轴长度 ≤ 20.5mm，晶状体多为球形，晶状体眼球容积比增大，合并小角膜、浅前房、白内障等[1]。先天性小角膜的角膜直径 < 10.0mm，角膜扁平，合并有白内障、虹膜缺损、脉络膜缺损。合并小眼球和（或）小角膜的先天性白内障多为核性，散瞳困难，如果没有早期手术，常导致永久性弱视。先天性小眼球、小角膜在眼球结构上有其特殊性，因此在行白内障手术时手术难度大，风险高，容易出现青光眼、视网膜脱离等严重并发症。本例患者右眼直径约 7.5mm，左眼直径约 8mm，右眼眼轴长度 21.20mm，左眼眼轴长度 21.11mm，符合先天性小角膜的诊断，同时合并有白内障、眼球震颤、闭角型青光眼、弱视。

目前，先天性白内障的手术方式常规选择晶状体摘除、后囊膜切开＋前玻璃体切除＋人工晶状体植入术。在手术中必须注意，合并小角膜和（或）小眼球的先天性白内障患者的前房浅，随着晶状体的混浊膨胀导致前房更浅，同时玻璃体腔压力高，使得手术可操作空间狭小，容易造成角膜内皮的损伤。为了有效地减轻术后角膜水肿和眼内组织损伤，使用可塑性强、内聚力低的粘弹剂注入前房可达到维持前房深度、抵抗后房压力的效果。合并小角膜和（或）小眼球的先天性白内障大部分为核性白内障，也可发展为全白内障，由于晶状体致密的核性混浊可导致部分病例出现后囊膜的缺损，因此，在进行水下分离和注吸皮质时需要谨慎操作，需预防由于眼内流量降低、眼内压突然增高而导致后囊膜缺损的扩大[2]。该患者合并闭角型青光眼，手术中联合行虹膜周边切除，且为防止视网膜脱离和瞳孔区继发膜的发生，手术中将瞳孔区中央直径约 3mm 的后囊膜环形撕开，并行前部玻璃体切除。由于小角膜患者具有正常大小的晶状体，晶状体与眼球容积比值由正常人的 4% 增长为 10% ~ 30%，相对大的晶状体使晶状体 – 虹膜隔前移，增加了瞳孔阻滞。而白内障手术可能会由于摘除混浊及膨胀的晶状体减轻瞳孔阻滞，对于一部分患者是有利的。但是仍有部分患者在手术后不能有效控制眼压，因此小眼球并发青光眼的发生机制不仅在于晶状体，还存在于其他因素，比如房角及虹膜前粘连等及手术的因素。术后进一步监测眼压情况也是应当注意的 [3]。

先天性小角膜患者存在着不正常的眼前节发育，包括小梁网和 Schlemm 管的形成缺陷和血 – 房水屏障发育不完善，是后发性白内障、继发性青光眼、角膜混浊的高危因素。因此应当对其术后进行长期随访，这样更有助于患者本身，能够及时处理并发症的出现，积极地进行矫正训练，最大程度提高患者的视功能。

（穆延潇　济南明水眼科医院）

参考文献

[1]Wu W，Dawson DG，Sugar A，et al.Cataract surgery in patients with nanophthalmos：results and complications[J].Cataract Refract Stag，2004，30（3）：584–590.

[2]Arshinoff SA.Using BSS with viseoadaptives in the ultimata soft–shell technique[J].Cataract Refract Surg，2002，28（9）：1509–1514.

[3]Trivedi RH，Wilson ME Jr，Golub RL.Incidence and risk factors for glaucom a after pediatric cataract surger y with and without intraocular lens implantation[J].J AAPOS，2006，10（4）：117–123.

病例 11　白内障术后角膜后弹力层脱离

一、病例介绍

患者信息：男性，85岁，主因"右眼异物感伴畏光、流泪20余天"入院。

现病史：患者20余天前于外院行"右眼白内障手术"，术中未予植入人工晶状体，术后右眼出现异物感，伴畏光、流泪，无头晕、头痛，无恶心、呕吐，无异常分泌物，给予两次球旁注射（具体不详），患者症状无缓解。现为求进一步诊治于我院眼科就诊，门诊以"右眼角膜后弹力层脱离"收入院。

既往体健，无系统疾病史。

二、诊疗经过

1. 术前眼科检查

（1）眼专科检查见病例11表1。

病例 11 表 1　眼专科检查

	右眼（OD）	左眼（OS）
视力	CF/ 眼前（矫正无助）	0.15（矫正无助）
眼压	Tn	17mmHg
结膜	睫状充血，颞上方见结膜下出血，结膜囊清洁	无充血
角膜	颞上方角膜缘见切口长约6mm，缝线在位，颞上方角膜水肿，后弹力层皱褶	透明
前房	前房中深，房水闪辉（+）	前房中深，房水清
虹膜	震颤，纹理清，无前后粘连	纹理清，无萎缩
瞳孔	圆，直径约 2.5mm，光反射灵敏	圆，直径约 2.5mm，光反射灵敏
晶状体	缺如	核棕黄色混浊
玻璃体	混浊	混浊
眼底	窥不清	窥不清

（2）眼前节照相（病例11图1）：右眼角膜缘缝线在位，角膜雾状水肿，后弹力层皱褶。

（3）眼前节OCT（病例11图2）：右眼角膜后弹力层脱离。

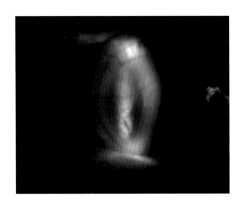

病例11图1　右眼眼前节照相

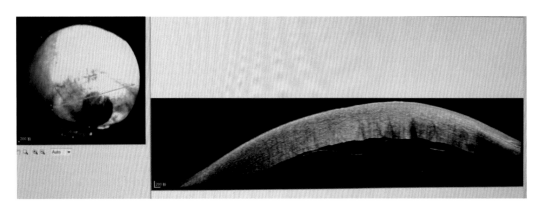

病例11图2　右眼眼前节OCT

2．初步诊断

（1）右眼手术后角膜后弹力层脱离。

（2）右眼白内障术后（大泡性无晶状体的）角膜病变。

（3）右眼无晶状体。

（4）左眼白内障。

（5）左下睑内翻和倒睫。

（6）双眼玻璃体混浊。

3．治疗　入院后完善术前检查，结合患者既往手术史及眼部症状及体征，排除其他手术禁忌，2022年9月27日在局麻下行右眼周边虹膜切除＋角膜内皮复位＋前房注气术。术后第一天眼科检查，裸眼视力：右眼 FC/10cm，眼压：右眼 12mmHg，右眼颞上方角膜缘切口缝线在位，角膜水肿较前减轻（病例 11 图 3），前房中深，鼻上方虹膜周切口通畅，瞳孔圆，直径 2.5mm，对光反应 +，眼底窥不清。眼前节 OCT（病例 11 图 4）示：右眼角膜后弹力层复位。

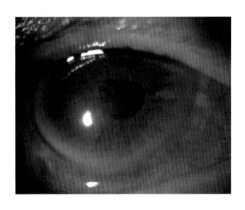

病例 11 图 3　右眼术后眼前节照相

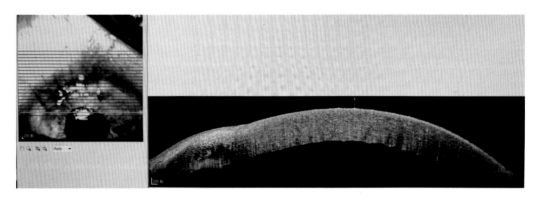

病例 11 图 4　右眼术后前节 OCT

三、病例分析

1. 诊断　患者为老年男性，10 余天前有右眼白内障手术史，根据既往病史及眼科检查，右眼手术后角膜后弹力层脱离诊断明确。

2. 治疗　患者右眼白内障术后角膜后弹力层脱离，右眼视物模糊、右眼角膜水肿及后弹力层皱褶无改善，具备手术指征。

3. 讨论　角膜后弹力层脱离是白内障手术中发生率较低但却严重影响视力的并发症之一[1]，主要与患者自身条件及手术切口位置、手术方式及手术器械损伤等因素有关。角膜后弹力层和前面的基质层之间较为疏松地附着是发生脱离的解剖学基础。对于合并高风险因素的白内障患者，应在术前注意角膜结构及角膜内皮功能的检查评估，术中谨慎操作以防范角膜后弹力层脱离的发生。若术中未能及时发现角膜后弹力层脱离，术后角膜出现水肿且呈进行性加重，在排除高眼压等因素后，应考虑到角膜后弹力层脱离。如何避免术中发生角膜后弹力层脱离，可以采取的预防措施有：①避免术中角膜切口隧道过长 [2]，器械反复进出眼内；②避免重复使用角膜穿刺刀以防刀锋变钝，变钝的刀尖容易刺入层间 [3]；③植入人工晶状体时应小心轻柔；④操作器械对切口造成的任何压力都应避免施加于角膜切口前唇，而是依附于切口后唇；⑤水密切口时避免用力过大；⑥术前对角膜情况差的患者进行风险预估。

白内障术后角膜后弹力层脱离治疗的常见方法为前方内注入各种物质，如消毒空气、惰性气体、粘弹剂或行后弹力层缝合术，其中前房注气是常见的手术方法，而对于已发生角膜内皮失代偿的重度角膜后弹力层脱离患者需要行角膜内皮移植术。文献报道前房内注入消毒空气更安全有效，消毒空气吸收快（1～3天），对角膜内皮产生的毒性小，不容易引起惰性气体带来的瞳孔阻滞、眼压升高等并发症 [4]。

本例患者选择前房内注入无菌空气，切口选择在脱离区对侧的透明角膜，本患者为无晶状体眼，为防止瞳孔阻滞，于上方做虹膜周切口沟通前后房。术中放出前房水，行人工脱前房，使无菌空气充满前房，去枕平卧3小时，术后未发生高眼压，患者角膜后弹力层复位、角膜恢复透明、获得较好的效果。对术中精细的手术操作是避免角膜后弹力层脱离的关键因素。

（张　悦　山东第一医科大学第一附属医院）

参考文献

[1]Samarawickrama C，Beltz J，Chan E.Descemet's mebrane detachements post cataract surgery：a management paradigm[J].Int J Ophthalmol，2016，9（12）：1839–1842.

[2]Liao W，Zeng GC，Jia XJ，et al.Study on the method of improving transparent corneal incision for cataract phacoemulsification surgery[J].Chin J Mod Drug Appl，2018，12（1）：6–9.

[3]Wang T.Analysis of causes and therapeutic measures on Decemet's membrane

detachment during phacoemulsification[J].Int Eye Sci，2014，14（8）：1511–1512.

[4]Jain R，Murthy SI，Basu S，et al.Anatomic and visual outcomes of descetopexy in post–cataract surgery descemet's membrane detachement[J].Ophthalmology，2013，120（7）：1366–1372.

第五章

白内障合并瞳孔异常

病例 12　人工晶状体二期植入（外伤性瞳孔散大）

一、病例介绍

患者信息：男性，62 岁，因"左眼视物不清 20 余年，要求左眼植入人工晶状体"就诊。

现病史：患者于 20 余年前干活时被石块崩伤左眼，伤后左眼红肿，未治疗，肿胀消退后因左眼瞳孔区发白于当地医院就诊，诊断为"左眼白内障"，行"左眼白内障摘除手术"，术后仍视物不清，一直未再治疗，4 天前于外院就诊，诊断为"左眼无晶状体"，建议植入人工晶状体，未治疗，为求进一步诊疗，今来我院就诊，门诊收入院。

既往史、家族史及个人史均无特殊。

二、诊疗经过

1. 术前眼科检查

（1）眼专科检查见病例 12 表 1。

病例 12 表 1　眼专科检查

	右眼（OD）	左眼（OS）
视力	0.8（矫正 -0.25DS = 1.0）	0.04（矫正 +9.00DS/-1.00DC×95° = 0.3）
眼压	16mmHg	21mmHg
结膜	无充血	无充血
角膜	角膜透明	角膜中央区可见一横形瘢痕，上方角膜缘瘢痕
前房	适中，房水清	深，前房内见少量玻璃体漂浮

	右眼（OD）	左眼（OS）
虹膜	纹理清，无萎缩	萎缩，部分后粘连
瞳孔	圆，直径约 3mm，对光反射（+）	不圆，上移，直径约 7mm
晶状体	混浊（C1NIP1）	缺如，上方似部分皮质残留，周边见部分后囊膜（病例 12 图 1）
玻璃体	轻度混浊	轻度混浊
眼底	模糊可见视盘界清，颜色正常，动静脉走形正常，视网膜平伏，黄斑区反光不明	模糊可见视盘界清，颞侧色淡，动静脉走形正常，视网膜平伏，黄斑区色素紊乱

（2）眼部 B 超：双眼玻璃体轻度混浊伴左眼后脱离。

（3）角膜内皮镜：左眼 CD 1026，CV 36；下方 CD 1403，CV 46；上方 CD 967，CV 39；颞侧 CD 1192，CV 23；鼻侧 CD 1026，CV 36。

（4）双眼生物学测量：见病例 12 图 2。

（5）黄斑 OCT：双眼黄斑区视网膜光感受器层反射不均匀，左眼黄斑前膜。

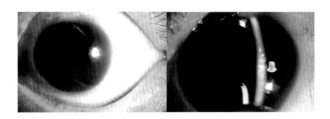

病例 12 图 1　左眼术前眼前节照相

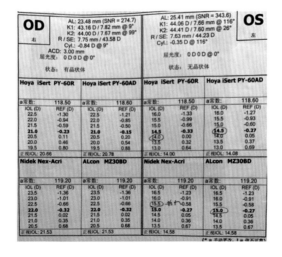

病例 12 图 2　双眼生物测量结果及人工晶状体度数计算

2. 诊断

（1）左眼无晶状体。

（2）左眼虹膜后粘连。

（3）左眼外伤性瞳孔散大。

（4）左眼玻璃体脱出。

（5）左眼角膜瘢痕。

（6）左眼黄斑前膜。

（7）左眼视神经萎缩。

（8）左眼陈旧性眼外伤。

（9）右眼老年性白内障。

（10）双眼屈光不正。

3. 治疗　患者入院后完善全身检查，排除手术禁忌，于 2019 年 11 月 25 日在神经阻滞麻醉下行左眼人工晶状体缝线固定＋虹膜粘连分离＋瞳孔成形＋前部玻璃体切割术，先分离粘连的虹膜，术中见颞侧周边囊膜存在，鼻侧囊膜缺如，切除溢出的玻璃体，将人工晶状体植入后房，并做巩膜内埋藏式缝合，瞳孔整形，手术顺利，术后当日因眼压高行 4 次局麻下前房放液术，并口服醋甲唑胺片 1 片。术后第 1 天，左眼视力 0.08，验光验不出，眼压 36mmHg，结膜充血，结膜下出血，结膜巩膜切口对合良好，缝线在位，角膜略水肿，后弹力层皱褶，角膜内皮面可见血细胞附着，前房适中，房水血性混浊，瞳孔不圆，虹膜缝线在位，直径约 3mm，人工晶状体在位。左氧氟沙星滴眼液点左眼每日 6 次，醋酸泼尼松龙滴眼液点左眼每日 8 次，妥布霉素地塞米松眼膏涂左眼每晚 1 次，局麻下前房放液控制眼压。术后第 1 天下午，左眼视力 0.08，眼压 28mmHg，眼部检查同前。局麻下前房放液 1 次，加用马来酸噻吗洛尔滴眼液点左眼每日 2 次。夜间因眼压高行局麻下前房放液 2 次，口服醋甲唑胺 1 片。术后第 2 天，左眼视力 0.12，眼压 20mmHg，结膜充血较前减轻，角膜水肿减轻。术后第 3 天，左眼视力 0.2，验光验不出，眼压 20mmHg，结膜巩膜切口对合良好，角膜后弹力层皱褶，后血细胞附着，前房适中，房水血性混浊，人工晶状体在位（病例 12 图 3）。加用普拉洛芬滴眼液点左眼每日 4 次，口服卵磷脂络合碘片 1 片每日 3 次，行眼部 B 超示左眼玻璃体轻度混浊，较术前无明显变化。术后第 4 天，左眼视力 0.3，验光验不出，眼压 22mmHg，角膜后弹力层皱褶减轻，房水混浊减轻，加用复方托比卡胺滴眼液每晚 1 次点左眼，带药出院。

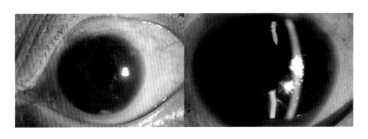

病例 12 图 3　左眼术后眼前节照相

三、病例分析

1. 诊断　患者陈旧性眼外伤病史，"无晶状体""屈光不正""瞳孔散大"诊断明确。

2. 治疗　无晶状体眼矫正视力提高，角膜内皮细胞功能可，具备手术指征，手术方式采用人工晶状体缝线固定联合瞳孔成形术。

3. 讨论　无晶状体眼虽然可用框架眼镜矫正，但因屈光参差无法获得双眼单视；配戴角膜接触镜使用不便，多数患者无法耐受。人工晶状体植入，可恢复视力和双眼单视功能，避免弱视和失用性外斜的发生，是目前最理想的方法。

但外伤性无晶状体眼往往伴有不同程度的眼前节结构紊乱，如虹膜广泛前后粘连、虹膜根部离断、瞳孔变形移位、瞳孔区机化膜等。该患者同时存在虹膜后粘连、外伤性瞳孔散大，无疑给二期人工晶状体植入带来很大困难。后房型人工晶状体植入的重要条件是有开放、足够的后房空间及稳固的支持或依托。松解虹膜粘连、修复缺损虹膜和瞳孔成形是重建眼前节的首要步骤。

术前充分散瞳检查，选择虹膜粘连范围较窄和后房开放程度较好的位置进行有效的松解，同时充分利用残留囊膜或机化膜作为后房型人工晶状体植入后的支撑。术中充分分离上方粘连的虹膜组织和行前段玻璃体切除，对瞳孔成形、消除瞳孔区的玻璃体疝对人工晶状体的干扰和远期对视网膜的影响具有良好作用[1]。术中须借助粘弹剂来形成和维持有效的操作空间，减少对角膜、虹膜组织的损伤，同时应利用粘弹剂的软支持、软分离作用，及其止血或防止出血、扩大瞳孔的功能[2]，有效地减少手术操作和并发症。

经过虹膜粘连松解，瞳孔不能恢复圆形居中者，在人工晶状体植入后，在瞳孔移位相反方向的瞳孔缘放射状剪开，用 10-0 聚丙烯长针缝线将移位方向两侧的虹膜缝合 1 或 2 针，使瞳孔位置居中且呈圆形。在切除瞳孔区机化膜时，如果周边的残留囊膜和机化膜尚完整，可作为人工晶状体植入后的依托，避免行人工晶状体缝线固定植入。

该患者术中见囊膜不完整，需行人工晶状体睫状沟缝线固定，文献已有大量报道证明其安全可靠。充分利用残存的囊膜或机化膜，对于无囊膜需行双襻缝合者，缝线固定位置应尽量避开 3 点和 9 点钟位置，同时应避开角巩膜穿通伤口瘢痕处，以减少玻璃体出血。

手术中是否行瞳孔成形术，应根据具体情况而定，如虹膜缺损较大则不可强行缝合，以免引起虹膜撕裂出血。同时行瞳孔成形的相关手术来恢复虹膜的完整性，对改善光学和美容效果方面有重大意义：手术可消除单眼复视、提高视力、消除眩光和畏光，可防止人工晶状体瞳孔夹持和继发性青光眼[3]。

（李　琰　济南明水眼科医院）

参考文献

[1] 缪晓平，韩真真.后房型人工晶状体巩膜缝线植入术[J].中华眼科杂志，1993，29：22-24.

[2] 熊全臣，郭绒霞，冯朝晖，等.眼前段结构紊乱的二期后房型人工晶状体植入[J].中华眼科杂志，2000，36（2）：88-90.

[3] 郑广瑛，李秋明.外伤性白内障摘除术中的虹膜瞳孔成形术[J].中华眼科杂志，2003，39（7）：437-438.

病例 13　外伤性白内障瞳孔散大（飞秒激光应用）

一、病例介绍

患者信息：男性，60 岁，因"左眼被铁块崩伤后视物不清 2 个月余"就诊。

现病史：患者于 2 个月余前在工地干活时不慎被铁块崩伤左眼，随即出现眼痛、流泪，急来我院门诊就诊，诊断为"左眼球穿通伤，角膜裂伤，眼内容物脱出，眼内炎，外伤性白内障"，急症收入院行左眼球清创探查缝合术，术后抗炎、抗感染治疗，今复诊,炎症稳定,门诊以"外伤性白内障(左),角膜裂伤缝合后(左),角膜白斑(左)"收入院。

既往史、个人史及家族史均无特殊。

二、诊疗经过

1. 术前眼科检查

(1)眼专科检查见病例 13 表 1。

病例 13 表 1　眼专科检查

	右眼(OD)	左眼(OS)
视力	0.8⁺	0.5
眼压	12mmHg	8mmHg
结膜	无充血	无充血
角膜	透明	散在线状瘢痕
前房	适中,房水清	略浅,房水清
虹膜	纹理清,无萎缩	萎缩,下方部分色素缺失
瞳孔	圆,直径约 3mm,对光反射(+)	中度散大,光反射迟钝
晶状体	密度高	混浊(+++)、震颤(病例 13 图 1)
玻璃体	轻度混浊	轻度混浊
眼底	模糊可见视盘边界清、色红润,动静脉大血管正常,视网膜红润,黄斑中心凹反光可见	模糊可见后极部视网膜红润,余窥不清(病例 13 图 2)

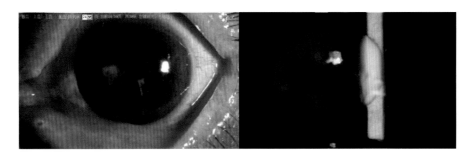

病例 13 图 1　双眼眼前节照相

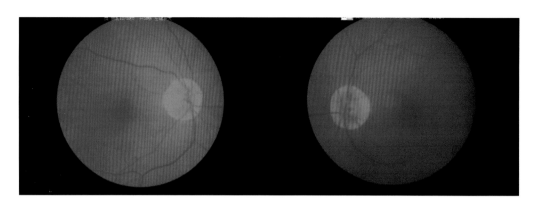

病例 13 图 2　双眼眼底照相

（2）眼部 B 超（病例 13 图 3）：双眼玻璃体轻度混浊伴后脱离。

（3）角膜内皮镜：左眼 CD 2494，CV 37。

（4）三面镜：左眼玻璃体轻度混浊，视盘界清，色可，A、V 可，黄斑区反光不明，周边可见部分（－）。

（5）黄斑 OCT（病例 13 图 4）：玻璃膜疣（双）。

（6）UBM：左眼前房中央深度约 2.07mm，前房内探及少许点状回声，上方房角变窄，下方房角关闭，余方向房角形态大致正常，晶状体向鼻下方偏移。

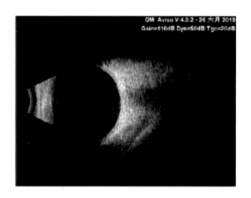
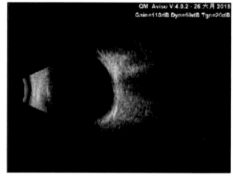

病例 13 图 3　眼部 B 超

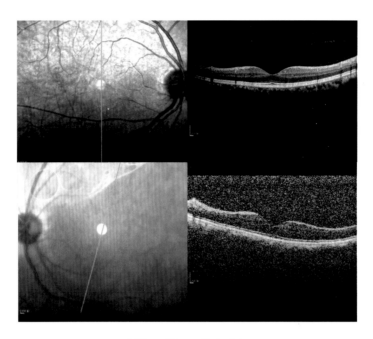

病例 13 图 4　黄斑 OCT

2．诊断

（1）外伤性白内障（左）。

（2）外伤性扩瞳（左）。

（3）晶状体脱位（左）。

（4）角膜瘢痕（左）。

（5）陈旧性眼球穿通伤（左）。

3．治疗　患者入院后给予抗生素眼药水点眼抗炎治疗，完善术前检查排除手术禁忌证，在神经阻滞麻醉下行左眼飞秒激光辅助的白内障超声乳化摘除＋人工晶状体植入术＋瞳孔整形术＋晶体囊袋张力环植入术，手术顺利，术中植入 NS-60YG+23.0D 人工晶状体一枚。术后第 2 天，左眼视力 0.3 矫正 0.6，眼压 10mmHg，验光：-0.50DS/-2.25DC×105°，结膜略充血，切口对合好，角膜散在线状瘢痕，前房适中，房闪（+），瞳孔圆，人工晶状体居中透明（病例 13 图 5）。给予左氧氟沙星眼水、加替沙星眼用凝胶点眼预防感染，妥布霉素 / 地塞米松滴眼液点眼预防炎症反应。术后定期随访，病情稳定。

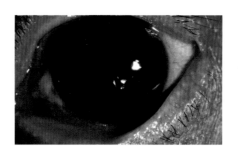

病例 13 图 5　手术后眼前节照相

三、病例分析

1. 诊断　患者角膜穿通伤病史，"外伤性白内障""晶状体脱位""瞳孔散大"诊断明确。

2. 治疗　外伤性白内障、晶状体脱位将持续发展并逐渐加重，亦有继发青光眼、角膜内皮细胞功能失代偿、玻璃体视网膜疾病等风险，具备手术指征，人工晶状体植入手术方式根据情况采用囊袋张力环植入或缝线固定。

3. 讨论　晶状体脱位是一类以晶状体偏离正常位置为表现的悬韧带异常性眼病，病因多为先天性因素、外伤或病理性病变，如马凡综合征、钝性外伤或医源性损伤，临床上以前两者较多见[1]。晶状体脱位的治疗方式以手术治疗为主，手术不仅要做到保持晶状体的稳定性、减少囊袋或悬韧带损伤，也要减少术后并发症，故难度大、风险高。

晶状体脱位的患者由于悬韧带松弛、断裂，撕囊时的反向牵引力下降，导致前囊膜撕裂的风险大大增加[2]，尤其在晶状体偏离眼轴中心时，会增加术中并发症的发生率。飞秒激光作为一种精确的眼内切割工具，对于晶状体脱位、悬韧带松弛、假性囊膜剥脱综合征及外伤性白内障等独具优势[3]。与传统手动撕囊不同，飞秒激光制作前囊口不依赖于悬韧带的支持，而是等离子微爆破效应切开囊膜，大小和位置可以调节，操作过程中降低了悬韧带损伤的风险[4~6]。对于晶状体脱位倾斜明显者，有时飞秒激光前囊切开不完整，术中需在实时 OCT 扫描下，准确定位飞秒激光切开最低点，适当扩大前囊切开激光发射的范围，确保脱位处前囊膜位于切开范围内，对于脱位超过 1/3 以上或倾斜超过 30° 以上的患者，飞秒激光辅助前囊完整切开比较困难[7]。

晶状体脱位的患者，囊袋有不同程度的松弛，碎核操作困难，刻槽、劈核、分核均有压力施加在悬韧带上，可进一步损伤悬韧带。飞秒激光辅助的碎核技术较手工劈核更为安全,激光预劈核可减少超声乳化能量释放和眼部创伤反应,同时针对不同的核硬度可选择不同的劈核模式[8]。超声乳化的参数可设置为较高能量、低流量、低灌注、低负压。皮质注吸推荐行切线方向而非向心方向牵引注吸,以尽量减少对悬韧带的牵拉,部分病例可在植入张力环后再吸皮质。

对于有晶状体悬韧带广泛松弛的患者,任何眼内操作均可能导致囊袋产生向心性的牵引力,而张力环的应用,可将压力重新分配于悬韧带较强的区域,减轻其余部位悬韧带的张力,保证晶状体核的超声乳化顺利进行,也可产生向外周扩张的张力,从而保持囊袋的平衡和稳定[9~11]。

飞秒激光无法穿透不透明的组织,对于致密的角膜白斑、角膜营养不良、创伤、接触镜引发的角膜瘢痕等患者则应视为绝对或相对禁忌[12,13]。本例患者角膜线样瘢痕位于距角膜中心 2 ~ 5mm 的范围内,前囊口直径我们通常设置为 5 ~ 5.5mm 大小,瘢痕对前囊口制作无明显的影响,操作顺利。患者晶状体核较软,线样瘢痕对预劈核过程影响也较小。对于该患者外伤所致的晶状体脱位,采用飞秒激光进行前囊口制作和预劈核,优势明显,患者术后效果良好。

飞秒激光辅助白内障手术在晶状体脱位治疗中是一种安全有效的方法,它不仅可提高撕囊的成功率,降低超声乳化的操作难度,保持囊袋的稳定性,也可减少术后并发症,临床效果良好。

（李　琰　济南明水眼科医院）

参考文献

[1]Dureau P.Pathophysiology of zonular diseases[J].Curr Opin Ophthalmol，2008，19（1）：27-30.

[2]Chang DF，Thorofare NJ，Wallace RB，et al.Phacoemulsification in high-risk cases[M].2001，1156.

[3]Nagy ZZ，Kránitz K，Takacs A，et al.Intraocular femtosecond laser use in traumatic cataracts following penetrating and blunt trauma[J].Journal of Refractive Surgery，2012，28（2）：151-153.

[4]Agarwal A，Jacob S.Current and effective advantages of femtophacoemulsification[J].Curr Opin Ophthalmol，2017，28（1）：49-57.

[5]Taravella MJ，Meghpara B，Frank G，et al.Femtosecond laser-assisted cataract surgery in complex cases[J].J Cataract Refract Surg，2016，42（6）：813-816.

[6]GavrisM，Mateescu R，Belicioiu R，et al.Is laser assisted capsulotomy better than standard CCC[J].Romanian journal of ophthalmology，2017，61（1）：18-22.

[7] 陈佳惠，景清荷，缪爱珠，等 . 飞秒激光联合 Cionni 张力环植入治疗外伤性晶状体不全脱位的有效性和安全性 [J]. 国际眼科杂志，2017，17（7）：1323-1326.

[8]Brunin G，Khan K，Biggerstaff KS，et al.Outcomes of femtosecond laser-assisted cataract surgery performed by surgeons-in-training[J].Graefes Arch Clin Exp Ophthalmol，2017，255（4）：805-809.

[9]Hasanee K，Butler M，Ahmed II.Capsular tension rings and related devices：current concepts [J].Curr Opin Ophthalmol，2006，17（1）：31-41.

[10]Blecher MH，Kirk MR.Surgical strategies for the management of zonular compromise[J].Curr Opin Ophthalmol，2008，19（1）：31-35.

[11]Khokhar S，Gupta S，Nayak B，et al.Capsular hook-assisted implantation of modified capsular tension ring[EB/OL].[2019-03-23].

[12] 鱼音慧，姚克 . 飞秒激光辅助的白内障手术研究进展 [J]. 中华眼科杂志，2013，49（5）：464-467.

[13]Feldman BH.Femtosecond laser will not be a standard method for cataract extraction ten years from now[J].Survey of Ophthalmology，2015，60（4）：360-365.

第六章

白内障合并虹膜异常

病例 14　白内障合并虹膜缺损

一、病例介绍

患者信息：女性，49 岁，因"右眼视物不见 4 个月"就诊。

现病史：患者于 4 个月前无明显诱因出现右眼视物不见，无眼痛、眼胀等伴随症状，曾于当地医院就诊，诊断为"白内障（双）"，并建议转院治疗，为求治疗，5 天前来我院就诊，门诊诊断为"双眼白内障"并建议患者手术治疗，患者要求择期，今来我院要求手术，门诊以同前诊断收入院治疗。

既往史：患者自幼双眼虹膜缺损，视力差。

二、诊疗经过

1. 术前眼科检查

（1）眼专科检查见病例 14 表 1。

病例 14 表 1　眼专科检查

	右眼（OD）	左眼（OS）
视力	HM/30cm	0.12
眼压	Tn	18mmHg
结膜	无充血	无充血
角膜	边缘可见变性，余透明	边缘可见变性，余透明
前房	浅，房水清	浅，房水清
虹膜	部分缺损	部分缺损
瞳孔	圆，直径约 8mm，光反射消失	圆，直径约 8mm，光反射消失

续表

	右眼（OD）	左眼（OS）
晶状体	混浊（C5N3）（病例 14 图 1）	混浊（C3N2P3）（病例 14 图 1）
玻璃体	轻度混浊	轻度混浊
眼底	窥不进	模糊可见视盘边界清、色红润，余窥不清（病例 14 图 2）
眼球位置	双眼眼球震颤，眼位正，眼球各方向运动正常	

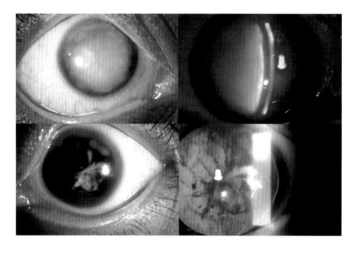

病例 14 图 1　双眼眼前节照相

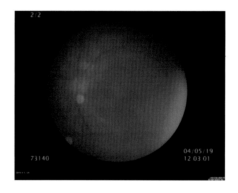

病例 14 图 2　左眼眼底彩色立体照相

（2）角膜内皮镜：右眼 CD2353 CV36，左眼 CD2294 CV28。

（3）B 超：双眼玻璃体轻度混浊（病例 14 图 3）。

（4）UBM：右眼前房中央深度约 1.42mm，左眼前房中央深度约 2.14mm，双眼周边虹膜根部前粘连，房角关闭（病例 14 图 4）。

（5）A 超（病例 14 图 5）：右眼 AL 21.00mm，ACD 1.92mm，LT 4.82mm；左眼 AL 20.80mm，ACD 2.55mm，LT 3.18mm。

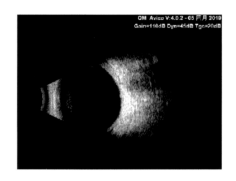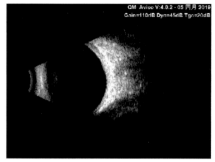

病例 14 图 3　双眼 B 超检查

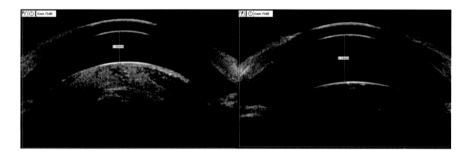

病例 14 图 4　双眼 UBM 检查结果

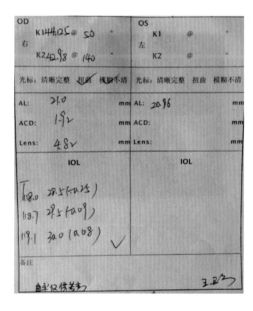

病例 14 图 5　右眼 A 超及人工晶状体度数测量

2．临床诊断

（1）双眼白内障。

（2）眼球震颤。

（3）双眼角膜变性。

（4）双眼弱视。

（5）双眼虹膜缺损。

（6）双眼青光眼？

3．治疗　患者入院后给予抗生素滴眼液点眼预防感染；完善术前检查排除手术禁忌证后，在静脉麻醉联合神经阻滞麻醉下行右眼白内障超声乳化摘除＋人工晶状体植入术，植入 PY–60AD +29.0D 人工晶状体一枚。术后第 1 天，右眼视力 0.15，眼压 25mmHg，结膜充血，角膜透明，前房适中，房水闪辉，瞳孔圆，光反射正常，人工晶状体透明、居中，眼底见视盘边界清、颜色正常，动静脉大血管正常，视网膜红润，黄斑中心反光不明。行眼前段照相（病例 14 图 6）、眼前节 OCT 检查进一步观察前房（病例 14 图 7）。右眼给予抗生素、激素滴眼液点眼减轻局部炎性反应，马来酸噻吗洛尔滴眼液点眼、醋甲唑胺片口服降眼压治疗。眼部病情及前房稳定，出院。

术后 1 周，右眼眼前段照相见人工晶状体位置稳定（病例 14 图 8）。术后 20 天，右眼眼前段照相见前房稳定，人工晶状体透明、居中（病例 14 图 9）。

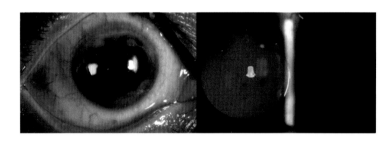

病例 14 图 6　术后第 1 天右眼眼前段照相见人工晶状体透明、居中

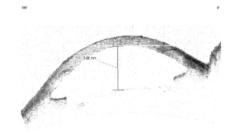

病例 14 图 7　术后第 1 天右眼前节 OCT 显示前房深度正常

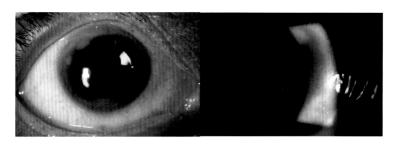

病例 14 图 8　术后 1 周右眼眼前段照相

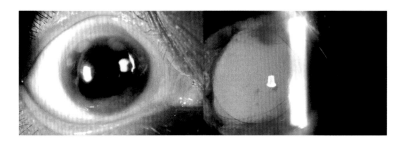

病例 14 图 9　术后 20 天右眼眼前段照相

三、病例分析

1．诊断　患者右眼视力下降，检查晶状体全白色混浊，虹膜组织仅残存根部部分，"白内障""虹膜缺损"诊断明确。

2．治疗　晶状体混浊影响视力，具备白内障手术指征。

3．讨论　先天性虹膜脉络膜缺损常合并有眼部其他畸形及眼部疾病，如小眼球、眼球震颤、弱视、视力低下、继发性青光眼等，由于脉络膜缺损区上方视网膜发育不全及缺少脉络膜血供，视网膜组织萎缩，容易形成裂孔，同时视网膜组织与下方巩膜组织粘连松弛，容易发生视网膜脱离。先天性虹膜脉络缺损合并白内障患者多有浅前房、悬韧带松弛及断裂、瞳孔扩张不良等，白内障手术难度大，风险高，需特别注意。本例患者仅存在虹膜部分缺损，未伴有脉络膜缺损，眼底发育尚可，术后视力得到较大改善。

（杨　骁　济南明水眼科医院）

病例 15 白内障合并虹膜囊肿（巨大）

一、病例介绍

患者信息：男性，65 岁，主因"左眼渐视物不清 1 个月余"就诊。

现病史：患者于 1 个月前无明显诱因出现左眼视物不清，无眼痛、眼胀、虹视及视物变形等伴随症状，未诊治，视物不清渐加重，昨日来我院就诊，门诊诊断为"老年性白内障（双），虹膜囊肿（左）"，建议手术治疗，患者今来我院治疗。

既往史：高血压病史 6 年，糖尿病病史 6 年余，药物治疗，血压、血糖控制稳定。

二、诊疗经过

1. 术前眼科检查

（1）眼专科检查见病例 15 表 1。

病例 15 表 1　眼专科检查

	右眼（OD）	左眼（OS）
视力	0.4	0.06
眼压	15mmHg	12mmHg
结膜	无充血	无充血
角膜	透明	透明
前房	适中，房水清	适中，房水清
虹膜	纹理清，无萎缩	纹理清，颞侧可见一囊肿，部分虹膜色素脱失，隐约见透明囊壁，大小约 3mm×3mm（病例 15 图 1）
瞳孔	圆，直径约 3mm，光反射正常	欠圆，直径约 3mm，光反射迟钝
晶状体	混浊（+）	混浊（+++）
玻璃体	轻度混浊	轻度混浊
眼底	模糊可见视盘边界清、色可，动静脉大血管正常，视网膜散在出血点，黄斑中心反光不明	窥不清

（2）眼部 B 超：双眼玻璃体轻度混浊，黄斑毛糙。

（3）UBM：左眼前房中央深度约 2.32mm，下方虹膜探及大小约 3.04mm×5.80mm 囊样回声与角膜内皮相贴，颞侧房角关闭，余方向房角形态大致尚可（病例 15 图 2）。

（4）角膜内皮镜：左眼 CV 50，CD 2105，行人工晶状体度数检测。

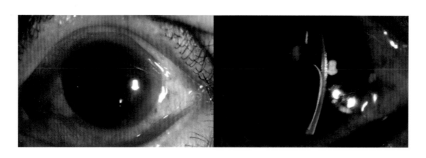

3～6 点位虹膜可见一大小约 3mm×5mm 椭圆形异常隆起，壁薄，其下可见透明液体，部分虹膜色素脱失

病例 15 图 1　左眼眼前段照相

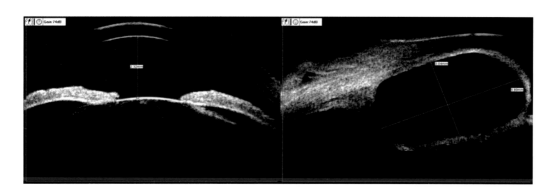

病例 15 图 2　左眼 UBM

2．临床诊断

（1）老年性白内障（双）。

（2）虹膜囊肿（左）。

（3）糖尿病性视网膜病变（双）。

（4）糖尿病。

（5）高血压。

3．治疗　患者入院后给予抗生素滴眼液点眼预防感染；完善术前检查排除手术禁忌证后，在局部麻醉下行左眼白内障超声乳化摘除＋人工晶状体植入＋虹膜囊肿切除联合瞳孔再造术，植入 AR40e ＋23.5D 人工晶状体一枚，切除物送病理检查。术

后第 1 天，左眼视力 0.25，眼压 18mmHg，结膜充血，角巩膜缝线在位，角膜中央区透明，周边略水肿，刀口对合好，前房适中，房水闪辉，瞳孔欠圆，虹膜缝线在位，人工晶状体透明、居中。给予抗生素、激素滴眼液点眼减轻局部炎性反应，行眼前段照相（病例 15 图 3）。术后第 2 天，左眼视力 0.25，眼压 10mmHg，结膜充血，角巩膜缝线在位，角膜中央区透明，周边略水肿，刀口对合好，前房适中，房水闪辉，瞳孔欠圆，虹膜缝线在位，人工晶状体透明、居中，眼底见视盘边界清、颜色可，动静脉大血管正常，视网膜散在出血点，黄斑中心反光不明。病情稳定，出院。嘱其复诊详查眼底，指导眼底治疗。病理结果提示虹膜上皮增生，伴多量色素沉积（病例 15 图 4）。符合虹膜囊肿。

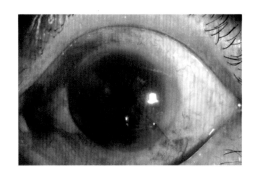

病例 15 图 3　术后第 2 天左眼眼前段照相见瞳孔尚圆，IOL 透明、居中，虹膜可见缝线

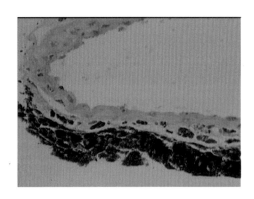

病例 15 图 4　病理结果 HE 染色见虹膜上皮增生，伴多量色素沉积（HE 染色 ×200）

三、病例分析

1. 诊断　通过裂隙灯及 UBM 检查，患者"虹膜囊肿"诊断明确。

2. 治疗　患者虹膜囊肿较大，与角膜内皮紧贴，挤压房角空间，同时影响视力，具备手术指征，手术方式采用白内障超声乳化联合人工晶状体植入及虹膜囊肿切除瞳孔再造术。

3. 讨论　虹膜囊肿是一种临床常见的良性病变，按其病因可分为原发性和继发性。前者病因不明，多发生在出生或幼年，可能与虹膜发育异常有关；后者多见于眼部手术或外伤后，亦可继发于长期使用毛果芸香碱等药物及眼内寄生虫等[1, 2]。原发性虹膜囊肿大部分存在于虹膜睫状体沟和睫状冠，常无症状，少数位置靠前或较大，表现为周边虹膜局部膨隆，散瞳后偶可见到虹膜后棕色圆形或椭圆形囊肿。Shields[3]通过对 62 例原发性虹膜囊肿的患者进行研究并随访观察的基础上，提出了详细的虹膜囊肿分类方法。将原发性虹膜囊肿分虹膜色素上皮型和基质型，色素上皮型根据其部位分为中心性（在瞳孔处）、中间性、周边性和脱落性。原发性虹膜囊肿按照病理分型分为虹膜色素上皮囊肿和虹膜基质囊肿，前者多见于成人，后者多见于儿童[2]。

若囊肿较小或位置较隐匿，常规裂隙灯检查很难被发现。超声生物显微镜（UBM）因其具有较高分辨率和无创性的优点，可以准确检测囊肿位置、形态、大小，亦可协助鉴别囊肿性质[4~6]。临床上，小的无症状的虹膜囊肿可以随诊观察；较大的虹膜囊肿，若随着体积增大可引起瞳孔阻滞、继发性青光眼、葡萄膜炎甚至角膜内皮失代偿等并发症，应及时治疗。其治疗方法包括激光、手术切除、囊肿抽吸、电解、放射疗法等[7, 8]。因电解、放射疗法会导致严重的局部并发症，且损伤视力，已逐渐在临床淘汰。Lois[9]等报道了 17 例虹膜基质囊肿进行穿刺针吸和（或）角巩膜缘冷冻，发现这种方法比其他方法较少引起散光和弱视，若囊肿复发，也可重复此方法治疗。在明确诊断的情况下，对于单纯囊肿，可采取单纯手术切除；囊肿较大压迫角膜引起角膜内皮损伤或合并粘连性角膜白斑，可联合角膜移植术；囊肿致使房角关闭引起继发性青光眼，可联合前部玻璃体切割或青光眼手术；囊肿较大引起白内障或晶状体脱位，可联合白内障手术。手术中用显微镊夹出囊肿并剪除囊肿和部分变性的虹膜，应注意虹膜囊肿与正常虹膜组织的界限，尽可能保留正常虹膜组织，如切除范围较大，应联合瞳孔整形。

本例患者为老年男性，否认眼部外伤史及手术史，虹膜囊肿单眼发生，体积较大，为原发性虹膜囊肿，病理结果显示色素上皮囊肿，故诊断明确。治疗可选择观察、激光、电解、手术。患者虹膜囊肿较大，挤压虹膜导致相应范围房角关闭，眼压正常，尚未引起继发性高眼压，若继续观察，随着囊肿体积增大，可随时引起瞳孔阻滞，诱发青光眼，损伤视功能。因激光、电解等方式会导致严重的局部并发症，临床上已逐渐淘汰。针对本例患者，治疗上选择切除虹膜囊肿，患者晶状体混浊明

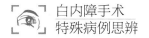

显，联合白内障手术，植入人工晶状体，进一步提高视功能。患者术后视力恢复良好，眼压及前房稳定。

（杨　骁　济南明水眼科医院）

参考文献

[1]Maumenee AE，Shannon CR.Epithelial invasion of the anterior chamber[J].Am J Ophthalmol，1956，41：929-942.

[2]Shields JA，Shields CL，Lois N，et al.Iris cysts in children：classification，incidence，and management[J].Br J Ophthalmol，1999，83：334-338.

[3]Shields JA.Primary cysts of the iris[J].Trans Am Ophthalmol Soc，1981，79：771-809.

[4]Conway RM，Chew T，Golchet P，et al.Ultrasound biomicroscopy：role in diagnosis and for anterior segment tumours management in 130 consecutive patients evaluated[J].Br J Opthalmol，2005，89（8）：950-955.

[5]Gündüz K，Hoşal BM，Zilielioğlu G，et al.The use of ultrasound biomicroscopy in the evaluation of anterior segment tumors and simulating conditions[J].Ophthalmologica，2007，221（5）：305-312.

[6]Ang GS，Bochmann F，Azuara-Blanco A.Argon laser peripheral iridoplasty for plateau iris associated with iridociliary cysts：a case report[J].Cases J，2008，1（1）：368.

[7]Tsai JA，Arrindell EL，O'Day DM.Needle aspiration and endodiathermy treatment of epithelial inclusion cyst of the iris[J].Am J Ophthalmol，2001，131（2）：263-265.

[8]Moreno-Lpez M，Arruabarrena C，Regueras A，et al.Conservative surgical management of a post-traumatic iris cyst[J].Arch Soc Esp Opthalmol，2007，82（7）：455-458.

[9]Lois N，Shields CL，Shields JA，et al.Primary iris stromal cysts：a report of 17 cases[J].Ophthalmology，1998，105（7）：1317-1322.

病例 16　白内障、青光眼合并多个隐匿虹膜囊肿

一、病例介绍

患者信息：男性，26岁，因"双眼视物不清1年"就诊。

现病史：患者于1年前无明显诱因出现双眼视物不清，无眼痛、眼胀、虹视及视物变形等伴随症状，曾于当地医院就诊，测眼压右眼32mmHg，左眼大约20mmHg，诊断为"青光眼（双）"，给予"布林佐胺滴眼液、噻吗心安滴眼液"点双眼治疗，未再监测眼压。3个月前于外院再次复诊，眼科检查见"右眼眼压17mmHg，左眼眼压17mmHg，双眼眼底检查见 C/D 0.6"，建议长期随诊，患者为求进一步治疗，1天前来我院就诊，门诊诊断为"青光眼（双）"，给予24小时眼压监测，右眼最高值为35mmHg，最低值为14mmHg，左眼最高值为33mmHg，最低值为15mmHg，建议住院治疗，门诊以同前诊断收入院。

既往史：既往体健。

二、诊疗经过

1. 术前眼科检查

（1）眼专科检查见病例16表1。

病例16表1　眼专科检查

	右眼（OD）	左眼（OS）
视力	0.15（矫正 −3.00DS/−1.00DC × 90°　= 0.3）	0.2（矫正 −3.00DS/−1.00DC × 90°　= 0.6）
眼压	17mmHg（用药后）	16mmHg（用药后）
结膜	无充血	无充血
角膜	透明	透明
前房	深浅不一，房水清	深浅不一，房水清
虹膜	纹理清晰，无萎缩，散瞳后可见虹膜瞳孔缘后方散在多个球形隆起，大小不一	纹理清晰，无萎缩，散瞳后可见虹膜瞳孔缘后方散在多个球形隆起，大小不一（病例16图1）

	右眼（OD）	左眼（OS）
瞳孔	圆，直径约 3mm，光反射正常	欠圆，直径约 3mm，光反射正常
晶状体	混浊（C3N0P2）	混浊（C3N0P2）
玻璃体	轻度混浊	轻度混浊
眼底	视盘界清色可，右眼 C/D 约 0.8，左眼 C/D 约 0.3，动静脉大血管可，视网膜红润，黄斑中心凹反光可见	视盘界清色可，右眼 C/D 约 0.8，左眼 C/D 约 0.3，动静脉大血管可，视网膜红润，黄斑中心凹反光可见

（2）24 小时眼压：右眼最高值为 35mmHg，最低值为 14mmHg，相差 24mmHg；左眼最高值为 33mmHg，最低值为 15mmHg，相差 18mmHg。

（3）UBM：右眼前房中央深度约 3.39mm，周边虹膜根部与角巩膜相贴，全周房角关闭，全周虹膜后方睫状体下方探及多个囊样回声，全周睫状体回声变薄，提示右眼房角形态异常，睫状体回声异常（病例 16 图 2）；左眼前房中央深度约 3.39mm，周边虹膜根部与角巩膜相贴，全周房角关闭，全周虹膜后方睫状体下方探及多个囊样回声，全周睫状体回声变薄，提示左眼房角形态异常，睫状体回声异常（病例 16 图 3）。

（4）视野：右眼大致正常，左眼环形暗点。

（5）A 超：右眼轴长 22.62mm，前房深 3.82mm，晶状体厚 3.87mm；左眼轴长 22.51mm，前房深 3.85mm，晶状体厚 3.93mm。

（6）眼部 B 超：双眼玻璃体轻度混浊，右眼视盘略凹陷。

（7）视神经 OCT：双眼大致正常。

（8）角膜内皮镜：右眼 CD 3891，CV 21；左眼 CD 3663，CV 23。

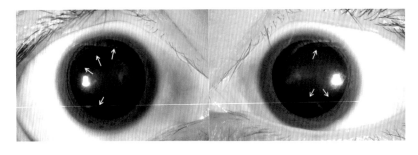

散瞳后可见虹膜瞳孔缘后方散在多个球形隆起，大小不一（白色箭头）

病例 16 图 1　双眼散瞳后眼前段照相

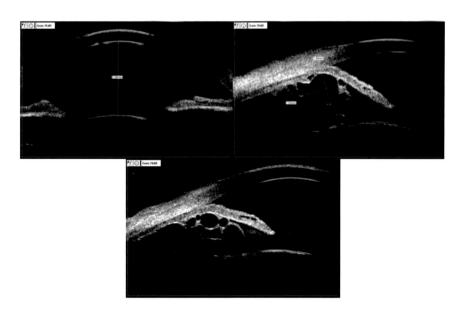

病例 16 图 2　右眼 UBM 检查结果见中央前房异常深，虹膜囊肿挤压周边房角关闭

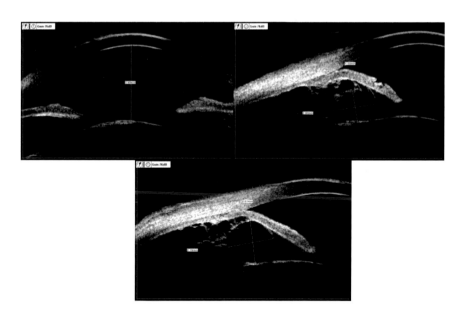

病例 16 图 3　左眼 UBM 检查结果见中央前房异常深，虹膜囊肿挤压周边房角关闭

2．诊断

（1）白内障（双）。

（2）青光眼（双）。

（3）虹膜囊肿（双）。

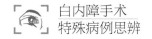
（4）屈光不正（双）。

3. 治疗　患者入院后给予抗生素滴眼液点眼预防感染，噻吗洛尔滴眼液、布林佐胺滴眼液点眼降眼压；完善术前检查排除手术禁忌证后，在局部麻醉下行右眼白内障摘除伴人工晶状体一期置入＋房角分离术＋虹膜囊肿切除术，术中联合房角分离，减轻房角的拥挤，进一步使房角开放，术中发现 7～9 点囊袋脱位，放置张力环，植入 PY-60AD +25.0D 人工晶状体，由于术中行囊肿切除时囊肿抽吸破裂，故未行病理检查。术后第 1 天，右眼视力 0.8，眼压 30mmHg，结膜充血，角膜透明，前房适中，房水闪辉，瞳孔圆，光反射正常，人工晶状体透明、居中。给予抗生素、激素滴眼液点眼减轻局部炎性反应，噻吗洛尔滴眼液、布林佐胺滴眼液点眼控制眼压。术后第 2 天，右眼视力 1.0，眼压 16mmHg，人工晶状体透明、居中，眼底可见视盘界清、色可，C/D 约 0.8，动静脉大血管可，视网膜红润，黄斑中心凹反光可见。右眼病情稳定，出院。

右眼术后 20 天，右眼视力 0.8，眼压 15mmHg；左眼视力 0.04，眼压 14mmHg。患者要求行左眼手术，故再次收入院。眼科检查：右眼视力 0.8，左眼视力 0.04，矫正 0.6；右眼眼压 15mmHg，左眼眼压 14mmHg；双眼结膜无充血；角膜透明；右眼前房适中，房水清；左眼前房深浅不一，房水清；虹膜纹理清晰，无萎缩，左眼散瞳后可见虹膜瞳孔缘后方散在多个球形隆起，大小不一；双眼瞳孔圆，直径约 3mm，光反射正常；右眼人工晶状体居中、透明，左眼晶状体混浊 C3N0P2；双眼眼底可见视盘界清、色可，右眼 C/D 约 0.8，左眼 C/D 约 0.3，动静脉大血管可，视网膜红润，黄斑中心凹反光可见。

入院后给予抗生素滴眼液点眼预防感染，完善术前检查排除手术禁忌证后，在局部麻醉下行左眼白内障摘除伴人工晶状体一期置入＋房角分离术＋虹膜囊肿切除术，术中联合房角分离，减轻房角的拥挤，进一步使房角开放，术中发现囊袋脱位，放置张力环，植入 PY-60AD +27.0D 人工晶状体。术后第 1 天，左眼视力 0.6，眼压 12mmHg，结膜充血，角膜透明，前房适中，房水闪辉，瞳孔圆，光反射正常，人工晶状体透明、居中，眼底视盘界清、色可，C/D 约 0.3，动静脉大血管可，视网膜红润，黄斑中心凹反光可见。给予抗生素、激素滴眼液点眼减轻局部炎性反应，病情稳定，出院。

右眼术后 30 天，左眼术后第 10 天，右眼视力 0.6，眼压 20mmHg。左眼视力 0.6，眼压 13mmHg。行眼前段照相（病例 16 图 4）及 UBM 检查（病例 16 图 5）。

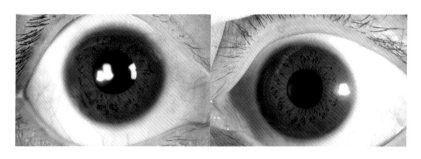

病例 16 图 4　左眼术后第 10 天双眼眼前段照相

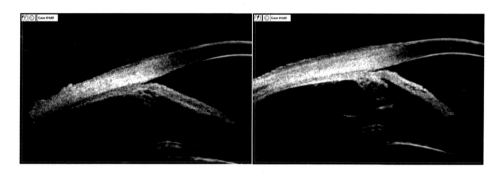

病例 16 图 5　左眼术后第 10 天双眼 UBM 检查见双眼房角开放

三、病例分析

1. 诊断　该患者虹膜囊肿较小,位置隐匿,通过 UBM 检查,"虹膜囊肿"诊断明确。

2. 治疗　患者虹膜囊肿,挤压房角空间,继发青光眼,具备手术指征,手术方式采用白内障超声乳化＋人工晶状体植入＋虹膜囊肿切除房角分离术。

3. 讨论　若囊肿较小或位置较隐匿,常规裂隙灯检查很难被发现。超声生物显微镜（UBM）因其具有较高分辨率和无创性的优点,可以准确检测囊肿位置、形态、大小,亦可协助鉴别囊肿性质[1~3]。临床上,部分闭角型青光眼患者在行 UBM 检查时发现在虹膜睫状沟或睫状冠内存在单个甚至数个大小不等的囊肿,考虑囊肿向前推压虹膜导致前房变浅,房角关闭,诱发青光眼。国外不少研究都报道了关于虹膜囊肿继发闭角型青光眼的病例。部分虹膜囊肿还可形成虹膜前后粘连,刺激角膜内皮或继发白内障或晶体脱位。Bing-hong WANG[4]报道了原发性虹膜睫状体囊肿对浅前房患者前房角的影响,通过对 727 位浅前房患者进行 UBM 检测发现,大多数原发性虹膜和睫状体囊肿位于虹膜睫状沟和冠状部,患病率约为 34.4%,大于 0.8mm 的囊肿位于虹膜睫状沟,多发、体积大的囊肿易导致角部变窄或闭合。

　　临床上，小的无症状的虹膜囊肿可以随诊观察；较大的虹膜囊肿，若随着体积增大可引起瞳孔阻滞、继发性青光眼、葡萄膜炎甚至角膜内皮失代偿等并发症，应及时治疗。其治疗方法包括激光、手术切除、囊肿抽吸、电解、放射疗法等[5, 6]。因电解、放射疗法会导致严重的局部并发症，且损伤视力，已逐渐在临床淘汰。Lois[7]等报道了17例虹膜基质囊肿进行穿刺针吸和或角巩膜缘冷冻，发现这种方法比其他方法较少引起散光和弱视，若囊肿复发，也可重复此方法治疗。在明确诊断的情况下，对于单纯囊肿，可采取单纯手术切除；囊肿较大压迫角膜引起角膜内皮损伤或合并粘连性角膜白斑，可联合角膜移植术；囊肿致使房角关闭引起继发性青光眼，可联合前部玻璃体切割或青光眼手术；囊肿较大引起白内障或晶状体脱位，可联合白内障手术。手术中用显微镊夹出囊肿并剪除囊肿和部分变性的虹膜，应注意虹膜囊肿与正常虹膜组织的界限，尽可能保留正常虹膜组织，如切除范围较大，应联合瞳孔整形。

　　本例患者为青年男性，否认眼部外伤史及手术史，虹膜囊肿双眼多发、体积大、位置隐匿，双眼眼压高，中央前房深，周边前房深浅不一。若不散瞳，仅凭高眼压症状，临床极易漏诊。UBM显示全周虹膜后方睫状体下方探及多个囊样回声，全周房角关闭。本例患者双眼白内障可能为虹膜囊肿与晶状体表面长期接触摩擦导致并发性白内障。

　　关于虹膜囊肿治疗，临床可选择观察、激光、电解、手术。结合裂隙灯眼部检查及辅助检查，本例患者双眼虹膜囊肿向前推压导致周边前房变浅，房角关闭，诱发青光眼，属于虹膜囊肿继发形成的闭角型青光眼。双眼已出现高眼压，左眼视野环形暗点提示视神经受损，故选择先后行虹膜囊肿切除，联合白内障手术。术中探查双眼囊袋不同程度脱位，植入张力环。术后患者双眼视力恢复良好，眼压及前房稳定。复诊时UBM检查发现周边房角开放。针对本例患者，日后仍需长期随诊双眼眼压及眼底情况，定期复查视野、视神经OCT、眼底照相等检查，密切观察视神经及视功能状态。

（杨　骁　济南明水眼科医院）

参考文献

[1]Conway RM，Chew T，Golchet P，et al.Ultrasound biomicroscopy：role in diagnosis and for anterior segment tumours management in 130 consecutive patients evaluated[J].Br J Opthalmol，2005，89（8）：950-955.

[2]Gündüz K，Hoşal BM，Zilielioğlu G，et al.The use of ultrasound biomicroscopy in the evaluation of anterior segment tumors and simulating conditions[J].Ophthalmologica，2007，221（5）：305-312.

[3]Ang GS，Bochmann F，Azuara-Blanco A.Argon laser peripheral iridoplasty for plateau iris associated with iridociliary cysts：a case report[J].Cases J，2008，1（1）：368.

[4]Bing-hong WANG，Yu-feng YAO.Effect of primary iris and ciliary body cyst on anterior chamber angle in patients with shallow anterior chamber[J].J Zhejiang Univ-Sci B（Biomed & Biotechnol），2012，13（9）：723-730.

[5]Tsai JA，Arrindell EL，O'Day DM.Needle aspiration and endodiathermy treatment of epithelial inclusion cyst of the iris[J].Am J Ophthalmol，2001，131（2）：263-265.

[6]Moreno-Lpez M，Arruabarrena C，Regueras A，et al.Conservative surgical management of a post-traumatic iris cyst[J].Arch Soc Esp Opthalmol，2007，82（7）：455-458.

[7]Lois N，Shields CL，Shields JA，et al.Primary iris stromal cysts：a report of 17 cases[J].Ophthalmology，1998，105（7）：1317-1322.

病例 17　先天性虹膜及脉络膜缺损

一、病例介绍

患者信息：女性，44 岁，主因"左眼视物不清 1 年余"入院。

现病史：患者于 1 年前无明显诱因出现左眼视物不清，无眼痛、眼胀、虹视及视物变形等伴随症状，未诊治，视物不清渐加重，今来我院就诊，门诊诊断为"白内障（左）"收入院治疗。

既往史：右眼自幼视物不见，左眼自幼视力差。

二、诊疗经过

1. 术前眼科检查

（1）眼专科检查见病例 17 表 1。

病例 17 表 1　眼专科检查

	右眼（OD）	左眼（OS）
视力	光感（矫正无助）	光感（矫正无助）
眼压	37mmHg	22mmHg
眼位	眼球内斜，外转受限	震颤，眼球各方向运动正常
结膜	无充血	无充血
角膜	直径约 5mm，角膜变性，混浊	角膜直径约 9mm，散在带状变性区域
前房	深浅不一	适中
虹膜	纹理不清，瞳孔区后粘连	纹理不清，下方虹膜缺损，部分后粘连
瞳孔	闭锁	欠圆，直径约 3mm×5mm，光反射迟钝
晶状体	窥不进	C3N2P2
玻璃体	窥不清	窥不清
眼底	窥不清	窥不清
轴长	26.58mm	27.67mm

（2）眼前节照相（病例 17 图 1）:左眼前房适中,下方虹膜缺损,部分虹膜后粘连,晶状体混浊。

（3）眼部 B 超（病例 17 图 2）：双眼玻璃体混浊—性质？视网膜脱离待排，双眼脉络膜缺损？

（4）角膜内皮镜：左眼（下方）CD2320 CV28；已行左眼人工晶状体度数测量。

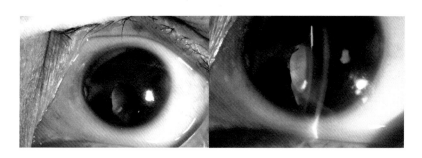

病例 17 图 1　左眼眼前节照相

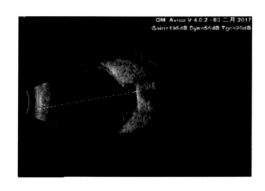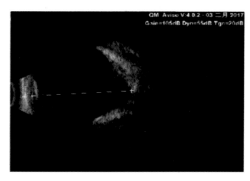

病例 17 图 2　眼部 B 超

2. 初步诊断

（1）左眼并发性白内障。

（2）左眼角膜变性。

（3）左眼先天性脉络膜缺损。

（4）左眼视网膜脱离？

（5）左眼眼球震颤。

（6）右眼眼球萎缩。

（7）双眼继发性青光眼？

3. 治疗　入院后完善术前检查，结合患者既往手术史及眼部症状及体征，排除其他手术禁忌证，在局麻下行左眼白内障超声乳化摘除＋人工晶状体植入术。术后第 1 天，左眼视力 0.1，眼压 20mmHg，角膜透明，前房适中，房水闪辉，人工晶状体透明、居中，眼底见视盘边界清、色可，动静脉细，上方视网膜豹纹状眼底改变，下方视网膜呈瓷白色，黄斑区窥不清（病例 17 图 3）。

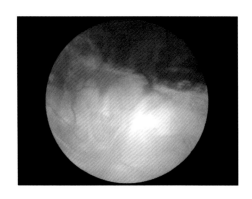

病例 17 图 3　左眼术后眼底照相

三、病例分析

1. 诊断　患者为中年女性，自幼双眼视功能差，裂隙灯检查提示虹膜缺损，B
超提示脉络膜缺损，结合术后眼底照相，可诊断。

2. 治疗　本病无特殊治疗。无虹膜者可戴有色眼镜或角膜接触镜；瞳孔残膜影
响视力时可行手术或激光治疗；合并视网膜脱离可行眼底手术治疗。该患者主诉为
左眼视物不清，晶状体混浊明显，影响视力，完善全身及眼科检查后，行左眼白内
障超声乳化摘除＋人工晶状体植入术，尝试改善患者视功能。

3. 讨论　在早期胚胎发育过程中，因胚裂闭合不全可致虹膜、瞳孔和脉络膜异常。
虹膜缺损是最常见的虹膜先天性异常，缺损多位于瞳孔下方与瞳孔缘相接处，呈倒
置"梨"形，尖端向下，也可呈裂隙状、三角形等，缺损的基底向着瞳孔。常伴其
他先天畸形，如睫状体或脉络膜缺损等。缺损可累及睫状体、视网膜、脉络膜及视神经，
晶状体悬韧带也可呈扇形缺损。在双侧视神经或黄斑受累时常伴眼球震颤。

脉络膜缺损，实际是脉络膜及视网膜色素上皮层的缺损，常为眼球先天性组织
缺损的一部分，临床相对比较多见。脉络膜缺损分典型和非典型两种。典型的脉络
膜缺损多为双眼，偶有单眼，位于视盘鼻下方，有的也包括视盘在内。缺损区表现
为无脉络膜，通过菲薄的视网膜可透见白色巩膜，边缘多整齐，有色素沉着。非典
型缺损者少见，多为单眼，可位于眼底任何部位，以黄斑区缺损最常见，中心视力
丧失，其他与典型者相似。先天性脉络膜缺损常伴有小眼球、虹膜异常、视神经异常、
晶状体阙如及黄斑部发育异常等。

该患者左眼为小角膜、眼球震颤，视功能差，虹膜下方缺损，结合眼部裂隙灯

检查及辅助检查，可明确诊断为左眼先天性脉络膜缺损。左眼晶状体混浊明显，影响视功能，故行左眼白内障手术尝试改善患者视功能，术后视力较前提高，眼压稳定。告知患者仍需长期随诊眼部病情变化，必要时对症治疗。

（杨　骁　济南明水眼科医院）

第七章

功能性人工晶状体

病例 18　散光矫正型人工晶状体

一、病例介绍

患者信息：男性，78 岁，主因"双眼视物不清 1 个月"就诊。

现病史：患者于 1 个月前无明显诱因出现双眼视物不清，无眼痛、眼胀、虹视及视物变形等伴随症状，未诊治，视物不清渐加重，影响正常生活来我院就诊。

既往史：高血压和糖尿病病史 20 余年。

二、诊疗经过

1. 术前眼科检查

（1）眼专科检查见病例 18 表 1。

病例 18 表 1　眼专科检查

	右眼（OD）	左眼（OS）
视力	0.4（矫正无助）	0.4（矫正无助）
屈光度	+5.50DS/+1.50DC×105°	+3.00DS/+1.00DC×15°
眼压	17mmHg	17mmHg
结膜	无充血	无充血
角膜	透明	透明
前房	适中，房水清	适中，房水清
虹膜	纹理清晰，无萎缩	纹理清晰，无萎缩
瞳孔	圆，直径约 3mm，光反射正常	圆，直径约 3mm，光反射正常
晶状体	混浊（C4N2P3）	混浊（C4N2P3）

续表

	右眼（OD）	左眼（OS）
玻璃体	轻度混浊	轻度混浊
眼底	模糊可见视盘界清、色可，动静脉走形大致正常，余窥不清	模糊可见视盘界清、色可，动静脉走形大致正常，余窥不清

（2）眼部 B 超（病例 18 图 1）：双眼玻璃体轻度混浊，视盘略凹陷，右眼玻璃体后脱离。

（3）相关生物学测量和波前像差检查见病例 18 图 2、病例 18 图 3。

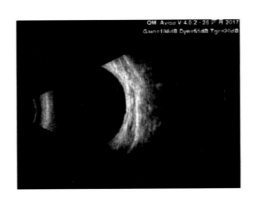
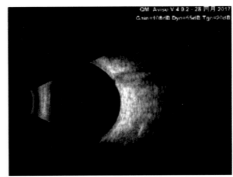

病例 18 图 1　双眼眼部 B 超

		OD Right eye	OS Left eye
Measuring mode	Mode	Phakic	—
Axial length	AL	23.19 mm	—
Cornea thickness	CCT	543 μm	—
Aqueous depth	AD	2.06 mm	—
Anterior chamber depth includ..	ACD	2.61 mm	—
Lens thickness	LT	4.95 mm	—
Retina thickness	RT	200** μm	—
Flat meridian	K1	44.89 D @ 75°	— @ —°
Steep meridian	K2	46.26 D @ 165°	— @ —°
Astigmatism	AST	1.37 D @ 165°	— @ —°
Keratometric index	n	1.3375	—
White to White	WTW	10.92 mm	—
Iris barycenter	IC	-0.56 / 0.25 mm	
Pupil diameter	PD	4.01 mm	
Pupil barycenter	PC	-0.13 / 0.05 mm	

Time: 上午8:27
Duration: 1 Min

*　Value user-defined
**　System constant
⊕　Significant difference between OD and OS
⊗　see detail printout
△　Analyzer

LENSTAR
LS-900

EyeSuite Biometry, V2.1.2
LS 900, SN 2098, V 1.1.0

HAAG-STREIT
DIAGNOSTICS

病例 18 图 2　右眼生物学测量结果

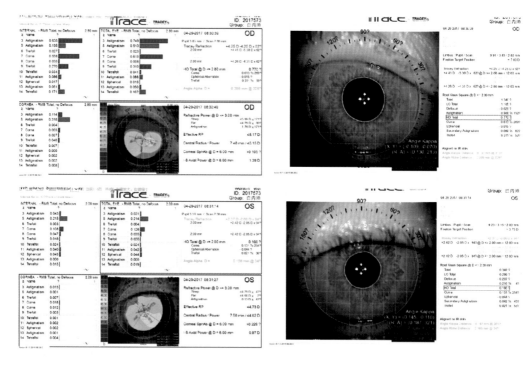

病例 18 图 3　双眼 I-Trace 检查结果

2．诊断

（1）双眼老年性白内障。

（2）双眼屈光不正。

（3）屈光参差。

（4）糖尿病。

（5）高血压。

3．治疗　患者完善术前各项检查，排除手术禁忌证，于 2017 年 4 月 29 日在局部麻醉下行右眼白内障超声乳化摘除＋人工晶状体植入术，因患者右眼角膜散光较大，植入单焦点散光矫正型人工晶状体，手术设计如病例 15 图 4 所示。术后第 1 天复查：右眼视力 1.0，眼压 22mmHg，验光：+0.25DS/-0.5DC×170°，结膜略充血，角膜透明，切口对合良好，前房适中，房闪（＋），瞳孔圆，人工晶状体居中、透明，应用左氧氟沙星滴眼液、醋酸泼尼松龙滴眼液、妥布霉素地塞米松眼膏滴涂眼治疗，后带药出院。

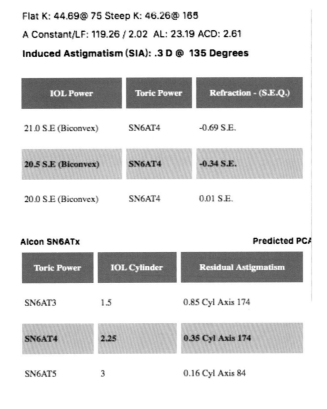

Flat K: 44.69@ 75 Steep K: 46.26@ 165

A Constant/LF: 119.26 / 2.02 AL: 23.19 ACD: 2.61

Induced Astigmatism (SIA): .3 D @ 135 Degrees

IOL Power	Toric Power	Refraction - (S.E.Q.)
21.0 S.E (Biconvex)	SN6AT4	-0.69 S.E.
20.5 S.E (Biconvex)	SN6AT4	-0.34 S.E.
20.0 S.E (Biconvex)	SN6AT4	0.01 S.E.

Alcon SN6ATx   **Predicted PCA**

Toric Power	IOL Cylinder	Residual Astigmatism
SN6AT3	1.5	0.85 Cyl Axis 174
SN6AT4	2.25	0.35 Cyl Axis 174
SN6AT5	3	0.16 Cyl Axis 84

病例 18 图 4　散光矫正手术设计

三、病例分析

1．诊断　患者各项眼部生物学测量发现角膜散光规则一致。

2．治疗　具备术中同时矫正角膜散光的指征，符合散光矫正型人工晶状体应用的适应证。

3．讨论　随着白内障摘除技术的日益提高及多种新型功能性 IOL 应用于临床，患者对白内障摘除术后视觉质量也有了更高的要求，包括术后的裸眼视力、脱镜率等。因此，白内障摘除术已经从防盲性手术时代进入到屈光性手术时代。在白内障人群中，角膜散光普遍存在。美国眼科临床指南（preferred practice pattern，PPP）指出 15% ~ 29% 的白内障患者伴有 1.50D 以上的角膜散光[1]。我国的流行病学调查数据显示，白内障摘除术眼术前角膜散光在 0.50D ~ 1.00D 者占 32.5% ~ 36.4%，1.00D ~ 1.50D 者占 21.3% ~ 22.4%，1.50D ~ 2.00D 者占 10.6% ~ 12.4%，超过 2.00D 者占 8.2% ~ 13.0%[2, 3]。较大的散光如果不加以矫正，会干扰视网膜成像，降低对比敏感度，增加术后主观炫光感，严重影响患者术后视觉效果和生活质量，白内障患

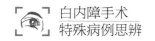
者矫正散光的主要方法包括术后戴镜、行角膜屈光手术和使用散光矫正型 IOL。

Toric IOL 在临床得到了越来越广泛的应用。多项临床研究结果表明，Toric IOL 的散光矫正范围广，手术预测性强，术后效果良好、稳定，可以显著降低白内障患者术后的残留散光度数，提高患者的裸眼远视力和脱镜率，使患者的满意度提高[4~6]。规则性角膜散光≥0.75D，并有远视力脱镜意愿的白内障患者可以考虑使用 Toric IOL。

本例患者通过 Lensar 及 Itrace 检测均发现右眼角膜存在大于 1.0D 的规则性散光，行眼前节检查不存在角膜瘢痕、角膜变形及圆锥角膜等角膜病变，通过散瞳检测排除了虹膜松弛综合征、悬韧带松弛及囊膜剥脱综合征等植入散光晶体的禁忌证，同时患者具有较高的术后视觉质量要求，符合植入 Toric 晶体的条件。术前精确的人工晶状体度数计算至关重要，通过在 Barrett Toric 计算器输入包括眼别、角膜陡峭轴（最大屈光力）和平坦轴（最小屈光力）曲率和轴位、术源性散光和切口轴位、眼轴长度、球镜度数等数据计算出人工晶状体度数及散光轴向。术前给予患者准确的轴向标记。术中行 2.2mm 的角膜缘切口，行 5.5mm 连续、环形、居中撕囊，撕囊口覆盖 Toric IOL 光学部边缘，Toric IOL 应置于囊袋中央，保证了晶体的稳定性，精细调位至标记的 Toric IOL 轴位处。术后 1 天患者右眼裸眼视力达到 1.0，验光结果：+0.25DS/-0.5DC×170°，术后 1 个月复查：右眼视力 1.0，验光：术后 1 天及 1 周检查均未发现 Toric IOL 旋转、倾斜或偏心，通过植入 Toric IOL 达到满意的矫正散光的效果，而且具有良好的旋转稳定性。随着患者对术后视觉质量的要求越来越高，白内障屈光手术时代要求进行更加规范的围术期管理、精确的生物学测量和更加细微精巧的手术操作。

（穆延潇　济南明水眼科医院）

参考文献

[1]American academy of ophthalmology cataract and anterior segment panel.Preferred practice pattern® guidelines：cataract in the adulteye[J].San francisco：american academy of ophthalmology，2011.

[2]Chen W，Zuo C，Chen C，et al.Prevalenceof corneal astigmatism before cataract surgery in Chinese patients[J].J Cataract Refract Surg，2013，39（2）：188-192.

[3]Yuan X，Song ll，Pcng C，et al.Prevalence of corneal astigmatism in patients before cataract surgery innorthern China[J].J Ophthalmol，2014，2014：536412.

[4]Kessel L，Andresen J，Tendal B，et al.Toric intraocular lenses in the correction ofastigmatism during cataract surgery：a systematic review and meta-analysis[J]. Ophthalmology，2016，123（2）：275-286.

[5]Holland E，Lane S，Horn JD，et al.The acry sof toric intraocular lens in subjects with cataracts and cornealastigmatism：a randomized，subject-masked，parallel-group，1-year study[J].Ophthalmology，2010，117（11）：2104-2111.

[6]Waltz KL，Featherstone K，Tsai L，et al.Clinical outcomes of TECNIS toric intraocular lens implantation after cataractremoval in patients with corneal astigmatism[J]. Ophthalmology，2015，122（1）：39-47.

病例 19　多焦点人工晶状体植入

一、病例介绍

患者信息：女性，60 岁，因"左眼逐渐视物不清 3 年"就诊。

现病史：患者 3 年前无明显诱因出现左眼视物不清，无眼疼、眼胀、虹视及视物变形等伴随症状，一直未诊治，视物不清渐加重至影响日常生活，为求诊断和治疗就诊于我院。

既往史：否认全身病史，个人史和家族史无特殊。

二、诊疗经过

1. 术前眼科检查

（1）眼专科检查见病例 19 表 1。

病例 19 表 1　眼专科检查

	右眼（OD）	左眼（OS）
视力	0.4（矫正 0.5）	0.2（矫正无助）
屈光度	+0.50DS/-1.00DC×84°	-0.25DS/-1.50DC×81°
眼压	15mmHg	16mmHg
结膜	无充血	无充血
角膜	透明	透明
前房	适中，房水清	适中，房水清
虹膜	纹理清晰，无萎缩	纹理清晰，无萎缩
瞳孔	圆，直径约 3mm，光反射正常	圆，直径约 3mm，光反射正常
晶状体	混浊（C1N1P1）	混浊（C1N1P2）（病例 19 图 1）
玻璃体	轻度混浊	轻度混浊
眼底	模糊，可见视盘边界清、颜色正常，动静脉走形正常，A：V≈2：3，视网膜红润，黄斑区窥不清	模糊，可见视盘边界清、颜色正常，动静脉走形正常，A：V≈2：3，视网膜红润，黄斑区窥不清

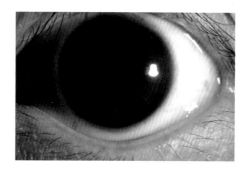

病例 19 图 1　左眼眼前段照相

（2）眼部 B 超：双眼玻璃体轻度混浊伴后脱离。

（3）角膜内皮镜：左眼 CD2500 CV13。

（4）生物学测量及 I-Trace 检查结果见病例 19 图 2、病例 19 图 3。

2. 临床诊断

（1）双眼年龄相关性白内障。

（2）双眼屈光不正。

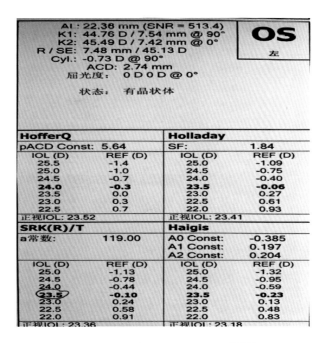

AI: 22.36 mm (SNR = 513.4)			
K1: 44.76 D / 7.54 mm @ 90°			
K2: 45.49 D / 7.42 mm @ 0°			
R / SE: 7.48 mm / 45.13 D			
Cyl.: -0.73 D @ 90°			
ACD: 2.74 mm			
屈光度: 0 D 0 D @ 0°			
状态: 有晶状体			

HofferQ		Holladay	
pACD Const: 5.64		SF: 1.84	
IOL (D)	REF (D)	IOL (D)	REF (D)
25.5	-1.4	25.0	-1.09
25.0	-1.0	24.5	-0.75
24.5	-0.7	24.0	-0.40
24.0	**-0.3**	**23.5**	**-0.06**
23.5	0.0	23.0	0.27
23.0	0.3	22.5	0.61
22.5	0.7	22.0	0.93
正视IOL: 23.52		正视IOL: 23.41	
SRK(R)/T		Haigis	
a常数: 119.00		A0 Const: -0.385	
		A1 Const: 0.197	
		A2 Const: 0.204	
IOL (D)	REF (D)	IOL (D)	REF (D)
25.0	-1.13	25.0	-1.32
24.5	-0.78	24.5	-0.95
24.0	-0.44	24.0	-0.59
23.5	-0.10	23.5	-0.23
23.0	0.24	23.0	0.13
22.5	0.58	22.5	0.48
22.0	0.91	22.0	0.83
正视IOL: 23.36		正视IOL: 23.18	

病例 19 图 2　左眼 IOL Master 测量结果

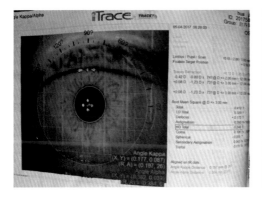
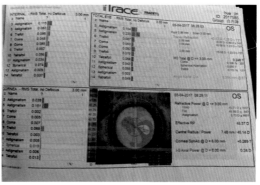

病例 19 图 3　双眼 I-Trace 检查结果

3. 治疗　患者完善术前全身检查，排除手术禁忌证，于 2017 年 5 月 4 日在局部麻醉下行左眼白内障超声乳化摘除联合人工晶状体植入术，手术顺利，植入 SN6AD1 +23.5D 人工晶状体一枚。术后第 1 天复查：左眼远视力 0.5，近视力 J2，验光：+1.00DS/-1.75DC×115°，矫正无助，眼压 12mmHg，结膜略充血，角膜透明，切口对合良好，前房适中，房闪（+），瞳孔圆，人工晶状体居中、透明。左氧氟沙星滴眼液、醋酸泼尼松龙滴眼液点左眼每日 8 次，妥布霉素地塞米松眼膏涂左眼每晚 1 次，术后 1 周复查。

三、病例分析

1. 诊断 "双眼年龄相关性白内障""双眼屈光不正"诊断明确。

2. 治疗 符合多焦点人工晶状体应用适应证。

3. 讨论 随着白内障患者对术后视觉质量要求的提高，白内障手术已从复明手术时代向屈光手术时代转变，越来越多患者选择功能性人工晶状体。近年来，因多焦点人工晶状体具有良好的全程视力和视觉效果，越来越多应用于临床。多焦点IOL是利用同时知觉原理，通过折射或衍射将入射光线按比例分配到远、近不同焦点，从而聚焦不同距离的物体，如果远处和近处的光线通过多焦点 IOL 聚焦于视网膜上的屈光力之差≥ 3.0D，两者视网膜上产生的物象差别过大，大脑将选择和被观察物体更加接近更为清晰的像，而抑制另一个物象，保证患者术后远近距离视物均清晰，一定程度上满足了患者的全程视力需求。与传统单焦点人工晶状体相比，多焦点人工晶状体可使患者获得良好的全程视力，减少对眼镜的依赖[1]，但多焦点人工晶状体存在眩光、光晕、夜间视物模糊等不足[2,3]。因其特殊的功能，患者的选择、术前准备、手术医师的操作、术后个体差异和不良反应等均成为影响手术效果的重要因素[4]。

本例患者有强烈的脱镜意愿，对于远、近视力均有较高的要求，给予完善的术前常规检查，排除其他眼部疾病及心理、精神疾病，充分告知患者术后可能出现的眩光、光晕等不适症状，尤其夜间不适感加重，患者能理解和接受可能出现的不适感，完善 I-trace 检查发现 kappa 角< 0.5mm，高阶像差< 0.3μm，预计术后散光度数≤ 1.00D，患者符合植入多焦点人工晶状体的适应证，因患者术眼为非主视眼，鉴于其看近的需求，选择植入 Alcon SN6AD1 人工晶状体，根据第三代 SRK/T 公式选择人工晶状体度数，患者植入术后远视力 0.5，较术前稍有提高，术后验光：+1.00DS/−1.75DC×115°，矫正无助，术后视力提高不理想考虑与术后残余 1D 正视有关。

（李 琰 济南明水眼科医院）

参考文献

[1] 李朝辉,叶子,黄扬.多焦点人工晶状体存在"多焦点"问题[J].中华眼科杂志,2017,53(4):244-248.

[2]Pepose JS,Wang D,Altmann GE.Comparison of through-focus image sharpness across five presbyopia-correcting intraocular lenses[J].Am J Ophthalmol,2012,154(1):20-28.

[3] 邵德望,何守志.折射型与衍射型多焦点人工晶状体临床应用效果随机临床对照试验的 Meta 分析[J].中华眼科杂志,2014,50(2):109-120.

[4] 中华医学会眼科学分会白内障及人工晶状体学组.中国多焦点人工晶状体临床应用专家共识(2019 年)[J].中华眼科杂志,2019,55(7):491-494.

病例 20　三焦点人工晶状体植入

一、病例介绍

患者信息：女性，73 岁，主因"左眼视物不清 2 年余"入院。

现病史：患者于 2 年前无明显诱因出现左眼视物不清，伴进行性加重，无眼痛、眼胀，无头痛、头胀，无恶心、呕吐，3 天前就诊于当地医院，诊断为"左眼白内障"，建议手术治疗。患者为求进一步治疗，于我院就诊，门诊以"左眼老年性白内障"收入院。

既往史：4 个月前于我院行右眼 Phaco+IOL（单焦点人工晶状体）；甲减病史 20 余年，口服"优甲乐"治疗；高血压病史 6 年，口服"代文"治疗；否认其他病史。

二、诊疗经过

1. 术前眼科检查

（1）眼专科检查见病例 20 表 1。

病例 20 表 1　眼专科检查

	右眼（OD）	左眼（OS）
视力	1.0	0.3
验光	矫正 +0.50DS/–0.75DC×52° ＝ 1.0	–2.00DS/–1.00DC×118° ＝ 0.6
眼压	18mmHg	17mmHg
结膜	无充血	无充血
角膜	透明	透明
前房	前房中深，房水清	前房中深，房水清
虹膜	纹理清，无萎缩	纹理清，无萎缩
瞳孔	圆，直径约 3mm，光反射正常	圆，直径约 3mm，光反射正常
晶状体	人工晶状体位正	轻度混浊（C1N3P1）
玻璃体	轻度混浊	轻度混浊
眼底	视盘色润界清，视网膜在位，视网膜未见明显出血及渗出	视盘色润界清，视网膜在位，视网膜未见明显出血及渗出

（2）眼底照相（病例 20 图 1）：双眼底视盘色润界清，视网膜在位，未见明显出血及渗出。

（3）眼部 B 超（病例 20 图 2）：双眼玻璃体轻度混浊，玻璃体腔内条带状高回声，光带连续，后运动明显。

（4）黄斑 OCT（病例 20 图 3）：双眼黄斑 OCT 未见明显异常。

（5）角膜内皮镜（病例 20 图 4）：右眼 CD 2503，CV 38。

（6）Pentacam（病例 20 图 5）：Sim K 散光 ＝ 0.3D，Kappa 角 ＜ 0.5mm。

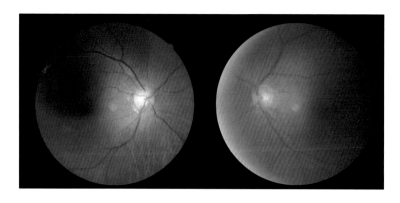

病例 20 图 1　双眼眼底照相

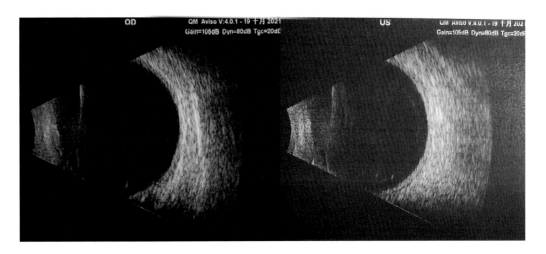

病例 20 图 2　双眼眼部 B 超

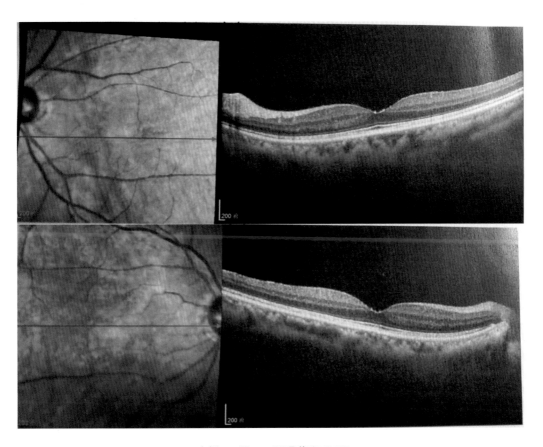

病例 20 图 3　双眼黄斑 OCT

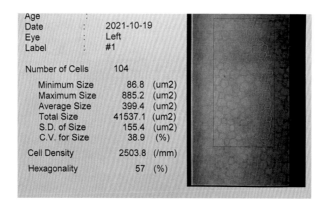

Age ：
Date ： 2021-10-19
Eye ： Left
Label ： #1

Number of Cells   104

  Minimum Size   86.8   (um2)
  Maximum Size   885.2 (um2)
  Average Size   399.4 (um2)
  Total Size   41537.1 (um2)
  S.D. of Size   155.4 (um2)
  C.V. for Size   38.9   (%)
Cell Density   2503.8 (/mm)
Hexagonality   57   (%)

病例 20 图 4　左眼角膜内皮镜检查

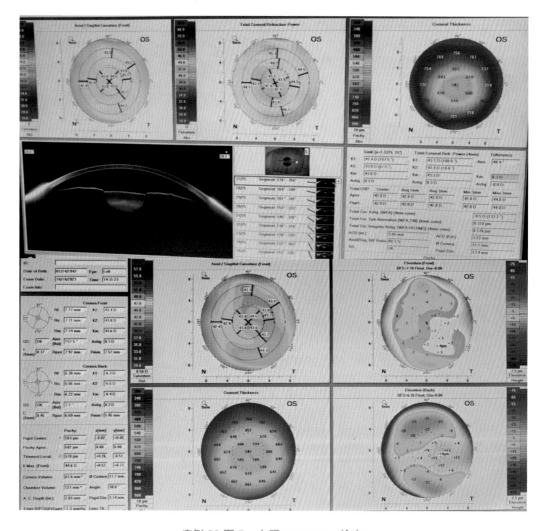

病例 20 图 5　左眼 pentacam 检查

2．初步诊断

（1）左眼老年性白内障。

（2）右眼人工晶状体植入状态。

（3）双眼玻璃体混浊。

（4）高血压。

（5）甲状腺功能减退。

3．治疗　入院后完善术前检查，进行充分的术前沟通，患者要求既能看近、又能看远，要求全程脱镜，拟植入 PanOptix 三焦点人工晶状体，因患者右眼已植入 SN60WF 单焦点人工晶状体，术后需要双眼适应，于 2021 年 10 月 20 日在局麻下行左眼白内障超声乳化吸除＋人工晶状体植入术，术中植入 PanOptix +19.5D（病例 20 图 6）人工晶状体一枚，手术顺利；术后第 1 天眼科检查：左眼裸眼视力：远视力 1.0，中视力 0.8，近视力 0.8，验光：–0.25DS/–0.75DC×82°，离焦曲线如病例 20 图 7，左眼结膜无充血，角膜清，前房中深，房水清，瞳孔圆，直径约为 3mm，对光反应（＋），人工晶状体位正、透明。术后给予左氧氟沙星滴眼液、醋酸泼尼松龙滴眼液点眼，妥布霉素地塞米松眼膏每晚涂 1 次，术后 1 周、1 个月、3 个月随访复查。

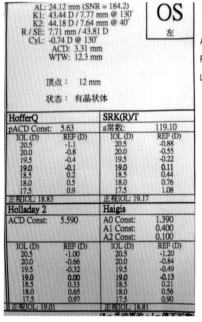

病例 20 图 6　左眼人工晶状体计算

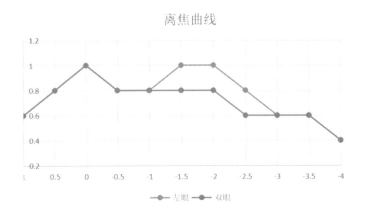

病例 20 图 7　术后离焦曲线

三、病例分析

1. 诊断　患者为老年女性，否认既往眼部病史，症状、体征及辅助检查结果明确，"左眼老年性白内障"诊断明确。

2. 治疗　患者左眼晶状体混浊，现左眼视物不清，左眼老年性白内障诊断明确，要求既能看远，又能看近，有全程脱镜的需求，患者角膜散光 < 0.5D，kappa 角 < 0.5mm，眼底检查无明显异常，符合植入三焦点人工晶状体的条件。与患者充分沟通，单焦点和三焦点人工晶状体混合搭配，术后需要双眼适应。

3. 讨论　目前白内障手术已经进入屈光手术时代，屈光性白内障手术更加注重 IOL 的个性化选择及术后视觉质量的提高。为了满足患者脱镜、获得全程视力的需求，多焦点 IOL 应运而生。多焦点 IOL 依据焦点可分为双焦点、三焦点和景深延长型 IOL。然而双焦点 IOL 存在明显的中距离视力不足的局限性，而景深延长型 IOL 的近距离视力欠佳。三焦点 IOL 作为一类老视矫正型 IOL，是解决白内障患者术后对眼镜依赖的有效方法，目的是为白内障患者提供术后裸眼（脱镜）状态下的全程视力[1～3]，更好地满足其现代生活多样化的视力需求。

三焦点人工晶状体植入术患者的选择至关重要，需要综合患者的年龄、性格、工作等各项因素，术前做好围术期患者教育，给患者一个合理的术后视力预期，如要向患者讲明，有些患者术后完成一些精细工作时，可能需要佩戴眼镜辅助，对于专职司机，术后夜间开车可能出现光学干扰现象。术前应关注角膜、瞳孔、Kappa/Alpha 角。角膜的形态和光学特性需重点关注和分析；排除瞳孔过大的患者；Kappa/Alpha 角大小会影响 IOL 的选择，也会影响 IOL 的居中性评估。术中完美的手术操作是患者获得理想视力的保障。飞秒激光辅助白内障超声乳化手术能够更好地保障撕囊的形态、居中性和连续性，是提高手术精准度的理想选择。另外，术中对 IOL 进行准确调位，能减少术后出现 IOL 偏心或者倾斜。如术中出现手术并发症，应尽量避免植入三焦点人工晶状体。术后的随访也是工作的重要组成部分，手术医师不仅要关心患者的术后视力，也要关心患者报告的术后主观结果，如出现眩光、干眼等症状，要及时协助解决，并提供相应的解决方案和指导治疗。

　　本患者面临的挑战是，右眼已经植入单焦点人工晶状体，患者要求获得全程视力，在进行充分沟通后，左眼植入三焦点人工晶状体，研究发现 SN60WF 和 PanOptix 人工晶状体混合植入可获得较高的满意度[4]，结合本患者 kappa 角 < 0.5mm，高阶像差 < 0.3μm，预计术后散光度数 ≤ 1.00D，无明显眼底病变，患者符合植入三焦点人工晶状体的适应证。术前目标屈光度为 ±0.25D，通过 barrett 计算，本患者选择 +19.5D 人工晶状体，术后屈光度和目标屈光度较一致，说明 barrett 公式在三焦点人工晶状体计算上准确性较高。本患者在 -0.5D ~ -2.0D 的离焦范围内表现出较好的视力，与 PanOptix 三焦点晶体良好的全程视力对应。眩光、光晕是三焦点人工晶状体植入术后最常见的视觉干扰症状，三焦点人工晶状体主观报告光学干扰和不满意或可在术后 6 个月或更长时间因神经适应机制得到缓解。大部分患者在术后 6 ~ 12 个月症状会得到一定改善[5, 6]，不用特殊处理，本患者暂无明显干扰生活的光学干扰现象，然而双眼适应性需要进行长期的随访观察。

（张　悦　山东第一医科大学第一附属医院）

参考文献

[1]Cochener B，Lafuma A，Khoshnood B，et al.Comparison of outcomes with multifocal intraocular lenses：ameta-analysis[J].Clín Ophthalmol，2011，5：45-56.

[2]Kessel L，Andresen J，Tendal B，et al.Toric intraocularlenses in the correction of astigmatism during cataractsurgery：a systematic review and meta-analysis[J]. Ophthalmology，2016，123（2）：275-286.

[3]Xu X，Zhu MM，Zou HD.Refractive versus diffractive multifocal intraocular lenses in cataract surgery：ameta-analysis of randomized controlled trials[J].J RefractSurg，2014，30（9）：634-644.

[4]Labiris G，Panagiotopoulou EK，Perente A，et al.Premium monovision versus bilateral myopic monovision，hybrid monovision and bilateral trifocal implantation：a comparative study[J].Clinical Ophthalmology，2022，16：619-629.

[5]Lin H，Zhang L，Lin D，et al.Visual restoration after cataract surgery promotes functional and structural brain recovery[J].EBio Medicine，2018，30：52-61.

[6] 李朝辉，徐文芹，叶子.正确认识多焦点 IOL 植入术后的神经适应 [J]. 中华眼科杂志，2021，57（1）：610.

病例 21　双眼白内障合并单眼高度近视植入 Symfony 人工晶状体

一、病例介绍

患者信息：女性，71 岁，主因"右眼视物不清半个月"就诊。

现病史：患者于半个月前无明显诱因出现右眼视物不清，无眼痛、眼胀、虹视及视物变形等伴随症状，未诊治，视物不清无改善，影响正常生活来我院就诊。

既往史：自幼左眼视力差，曾查体发现"近视"，但一直未诊治。否认全身病史。

二、诊疗经过

1. 术前眼科检查

（1）眼专科检查见病例 21 表 1。

病例 21 表 1　眼专科检查

	右眼（OD）	左眼（OS）
视力	0.4	0.04
屈光度	+1.50DS/-0.75DC×80°	-10.75DS/-5.75DC×5°
眼压	18mmHg	15mmHg
结膜	无充血	无充血

续表

	右眼（OD）	左眼（OS）
角膜	透明	透明
前房	适中，房水清	适中，房水清
虹膜	纹理清晰，无萎缩	纹理清晰，无萎缩
瞳孔	圆，直径约 3mm，光反射正常	圆，直径约 3mm，光反射正常
晶状体	混浊（C2N1P1）（病例 21 图 1）	混浊（C3N1P1）（病例 21 图 1）
玻璃体	轻度混浊	轻度混浊
眼底	视盘界清色可，视网膜动静脉血管从视盘中央略靠鼻侧穿出，血管行径正常，视网膜平伏，黄斑中心凹反光不明	视盘颞侧可见弧形萎缩斑，边界欠清，可见后极部脉络膜大血管，视网膜豹纹状改变，黄斑中心凹反光不明

（2）广角眼底照相（病例 21 图 2）：右眼视盘界清色可，视网膜动静脉血管从视盘中央略靠鼻侧穿出，血管行径正常，视网膜平伏，黄斑中心凹反光不明；左眼视盘颞侧可见弧形萎缩斑，边界欠清，可见后极部脉络膜大血管，视网膜豹纹状改变，黄斑中心凹反光不明。

（3）眼部 B 超（病例 21 图 3）：双眼玻璃体轻度混浊伴后脱离，左眼后巩膜葡萄肿。

（4）黄斑 OCT（病例 21 图 4）：双眼黄斑区未见明显异常。

（5）角膜内皮镜检查（病例 21 图 5）：未见明显异常。

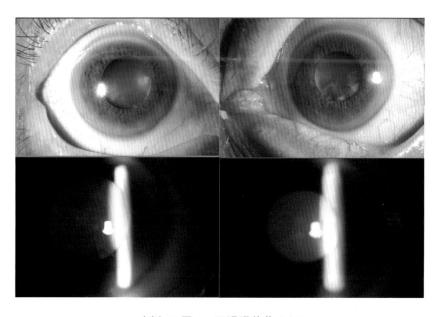

病例 21 图 1　双眼眼前节 OCT

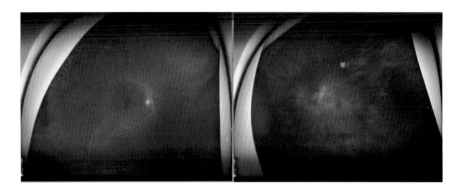

病例 21 图 2　双眼广角眼底照相

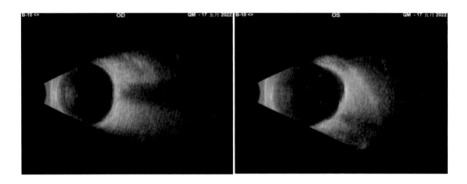

病例 21 图 3　双眼眼部 B 超

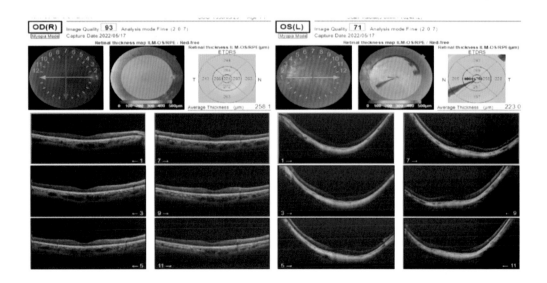

病例 21 图 4　双眼黄斑 OCT

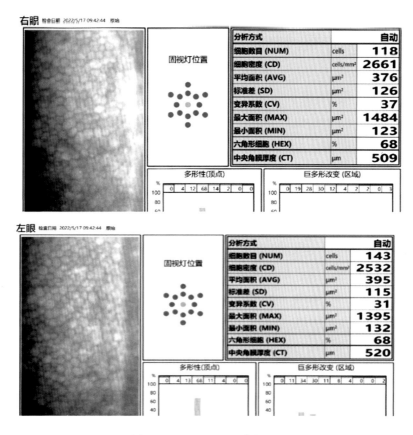

病例 21 图 5　双眼角膜内皮镜

2．诊断

（1）老年性白内障（双）。

（2）屈光不正（右）。

（3）高度近视（左）。

（4）高度近视性脉络膜视网膜病变（左）。

（5）弱视（左）。

（6）屈光参差。

3．治疗　患者于 2022 年 5 月 18 日行右眼白内障超声乳化摘除联合人工晶状体植入术，植入 Tecnis Symfony 连续视程人工晶状体（ZXR00+21.5D）一枚。术后第 1 天裸眼远视力 0.8，中视力 1.0，近视力 0.63，验光：+1.00DS/−1.25DC×90°。术后 9 天复查：右眼远视力 0.6，中视力 1.0，近视力 0.8，验光：右眼 −0.75DS/−0.50DC×90°。2022 年 6 月 4 日行左眼白内障超声乳化摘除联合人工晶状体植入术，植入 Sensar AR40e+4.5D 球面人工晶状体一枚，目标屈光度为 −0.72D，术后第 1 天

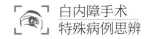
左眼远视力 0.5，验光：+2.00DS/-3.00DC×175°。

三、病例分析

1. 诊断　患者为老年女性，左眼验光 -10.75DS/-5.75DC×5°，左眼眼轴 28.55mm，根据患者症状体征，双眼白内障及左眼高度近视诊断明确。

2. 治疗　患者双眼白内障及左眼高度近视诊断明确，双眼性白内障超声乳化吸除联合人工晶状体植入术，其中右眼选择植入 Symfony 连续视程人工晶状体，左眼植入单焦点人工晶状体。

3. 讨论　高度近视是常见的一种屈光不正状态，超声乳化白内障摘除联合后房型人工晶状体植入术可有效地提高双眼高度近视患者的术后视力和生活质量[1]。已有研究表明双眼高度近视合并白内障的患者双眼植入多焦点人工晶状体（MIOL）可以较好地满足生活及工作视力需求[2]。但目前鲜有单眼高度近视合并白内障患者植入多焦点人工晶状体的报道。

单眼高度近视发病率较双眼高度近视发病率低，但常常伴有严重的视功能障碍，不过由于对侧眼视功能尚好，患者往往直到白内障术前检查或眼部体检时才发现。单眼高度近视是指一眼近视度数高于 -6.00D，另一眼屈光不正度数在 -5.75D 之内，双眼间屈光度数差异＞ 1.50D[3]。单眼高度近视患者往往合并单眼的弱视，双眼屈光参差所致功能性弱视是单眼高度近视患者视力矫正不良的重要原因。

中国多焦点人工晶状体临床应用专家共识（2019 年）中提到，弱视患者为多焦点人工晶状体的绝对禁忌证。由此可见，单眼高度近视患者近视眼是不建议植入多焦点人工晶状体的，但该类患者对侧眼视功能尚好，能否行单眼植入多焦点人工晶状体呢？共识中也提到，建议为患者双眼植入 MIOL，且在 2 周内完成，以最大限度减少双眼不等像的发生，对于仅需行单眼白内障摘除手术或对侧眼已植入单焦点 IOL 的患者，若患者对 MIOL 有迫切需求，且手术眼为非主视眼，在与患者充分沟通的前提下，可考虑单眼植入 MIOL[4]。所以，此类患者非弱视眼还是可以尝试植入 MIOL 的，哪一种 MIOL 更适合此类患者呢？

Tecnis Symfony 连续视程人工晶状体（extended depth of focus intraocular lens, EDOF IOL）是区别于其他多焦点人工晶状体的一种衍射型连续视程人工晶状体，既往已有研究发现一眼植入单焦点 IOL 同时另一眼植入 EDOF IOL 患者与双眼植入 EDOF IOL 的患者术后双眼全程视力和生活质量方面无显著差异。提示对于单眼不适合植入 MIOL 的患者，可通过采用一眼植入 EDOF IOL 来达到满意的术后全程视力和生活质量[5]。

　　既往研究[6]也发现 EDOF IOL 虽然具有良好的远中视觉质量，但近距离视物相对较差，因此我们在此例患者中也采用了微单视设计（非主导眼保留 –0.50D ~ –0.75D）。微单视设计的要点之一在于术后屈光度的预留，一般来说，主导眼被设计为正视或 ±0.25D，而非主导眼的预留屈光度数则有不同观点，从 –2.75D ~ –0.75D 不等，预留较大的屈光度会使患者术后近视力改善更为明显，但同时也可能由于产生较大的屈光参差对立体视、对比敏感度和视野等功能造成损害，从而导致患者满意度下降。考虑该患者 EDOF IOL 植入眼近视力尚可，能满足患者的视近需求，而患者对侧眼为弱视眼，为尽可能满足患者视远的需求，遂此术眼仅预留了 –0.72D。从患者术后满意度来看，此次手术方案设计是基本成功的。

（穆延潇　济南明水眼科医院）

参考文献

[1] 叶宏权，韩宇，杨君，等 . 超声乳化白内障吸除及人工晶状体植入术治疗超高度近视合并白内障的研究 [J]. 中国实用眼科杂志，2012，30（9）：1075–1078.

[2]Steinwender G，Schwarz L，Böhm M，et al.Visual results after implantation of a trifocal intraocular lens in high myopes[J].Journal of Cataract & Refractive Surgery，2018，44（6）：680–685.

[3] 郑林燕，薛安全，陈世豪，等 . 单眼高度近视患者眼前节形态学研究 [J]. 中华眼视光学与视觉科学杂志，2010，12（2）：99–103.

[4] 中华医学会眼科学分会白内障及人工晶状体学组 . 中国多焦点人工晶状体临床应用专家共识（2019 年）. 中华眼科杂志，2019，55（7）：491–494.

[5] 王睿，张经，马挺，等 . 单眼和双眼 Symfony 人工晶状体植入术后生活质量的比较 [J]. 国际眼科杂志，2018，18（11）：2074–2077.

[6]Hogarty DT，Russell DJ，Ward BM，et al.Comparing visual acuity，range of vision and spectacle independence in the extended range of vision and monofocal intraocular lens[J].Clin Exp Ophthalmol，2018，46（8）：854–860.

第八章

迷流综合征

病例 22　房水迷流综合征

一、病历介绍

患者信息：男性，72 岁，因"左眼视力下降 1 年余"就诊。

现病史：患者于 1 年前出现左眼视力下降，无眼红、眼痛、眼胀等其他不适，以"老年性白内障"诊断入院。

既往史：高血压病史 5 年，规律应用药物，血压控制平稳。2 年前曾于外院行"右眼白内障超声乳化＋人工晶状体植入术"。

否认药物及食物过敏史，无其他眼部及全身病史。家族遗传病及传染病史无特殊。

二、诊疗经过

1. 术前眼科检查

（1）眼专科检查见病例 22 表 1。

病例 22 表 1　眼专科检查

	右眼（OD）	左眼（OS）
视力	1.0	0.25（矫正 -2.00DS ＝ 0.8）
眼压	18mmHg	17mmHg
结膜	无充血	无充血
角膜	透明	透明
前房	适中，房水清	适中，房水清
虹膜	纹理清晰，无萎缩	纹理清晰，无萎缩
瞳孔	圆，直径约 3mm，光反射灵敏	圆，直径约 3mm，光反射灵敏

	右眼（OD）	左眼（OS）
晶状体	人工晶状体位置正（病例 22 图 1）	晶状体混浊（C2N3P2）（病例 22 图 2）
玻璃体	轻度混浊	轻度混浊
眼底	视网膜动脉细	视网膜动脉细（病例 22 图 3）

（2）眼部 B 超：双眼玻璃体轻度混浊（病例 22 图 4）。

（3）黄斑 OCT：双眼大致正常（病例 22 图 5）。

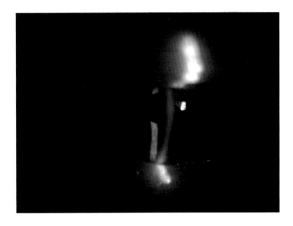

病例 22 图 1　右眼人工晶状体位置正

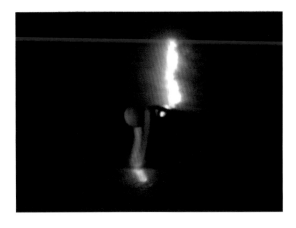

病例 22 图 2　左眼晶状体混浊

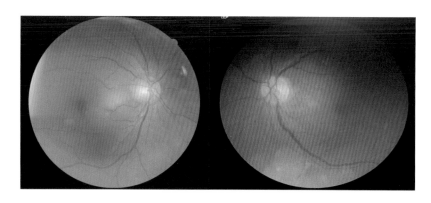

病例 22 图 3 双眼眼底检查

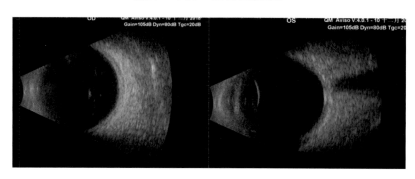

病例 22 图 4 眼部 B 超

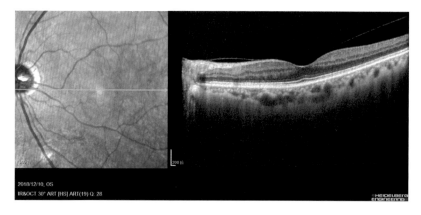

病例 22 图 5 黄斑 OCT

2．临床诊断

（1）年龄相关性白内障（左眼，术中房水迷流综合征）。

（2）人工晶状体植入术后（右眼）。

（3）视网膜动脉硬化（双眼）。

（4）玻璃体混浊（双眼）。

（5）高血压。

3. 治疗 患者于入院后完善检查，规律点眼，在局麻卜行左眼白内障超声乳化联合人工晶状体植入术。行常规 2.2mm 颞侧角巩膜缘切口，连续环形撕囊，水分离时发现虹膜自主切口脱出，还纳，Stop-Chop 技术劈核并乳化吸出，注吸皮质时可见后房压力明显增高，后囊膜膨隆，前房消失，注吸针头无法进入前房，虹膜脱出（病例 22 图 6），遂轻压切口处虹膜根部，还纳脱出虹膜，注入粘弹剂，仍无法维持前房深度，指测眼压 T+1，询问患者无不适。自角巩膜缘后 3.5mm 穿刺，未抽出液体，眼底红光可见。再次还纳脱出虹膜，10-0 尼龙缝线缝合角膜缘切口 1 针。嘱患者下台休息，测血压 180/90mmHg，给予伲福达［硝苯地平缓释片（Ⅱ）］20mg、地西泮 50mg 口服，1 小时后血压 150/80mmHg，眼压 Tn。注吸皮质，植入人工晶状体于囊袋内，注吸粘弹剂，眼压再次升高至 T+1，前房浅，10-0 尼龙缝线缝合切口。眼底红光可见。术毕，予尼目克司 25mg 口服。术后第 1 天，视力 0.8，测左眼眼压 47mmHg，角膜上皮光滑，前房深度适中，瞳孔圆，直径 3mm，对光反射（+），人工晶状体在位。行前房穿刺缓放液，至眼压 23mmHg，检查眼底视盘色润界清，视网膜在位，动脉细，反光强，黄斑中心反光（+）。

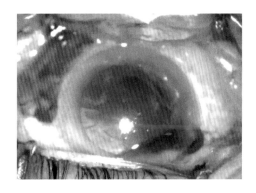

病例 22 图 6 术中虹膜脱出

术后 1 个月复查，左眼视力 0.8，眼压 18mmHg，予拆除角膜缝线。

三、病例分析

1. 诊断 术前诊断明确。

2. 治疗 术中发生房水迷流综合征的患者，通常术前检查没有阳性体征表现，只能在术中发现，并根据情况处理。

3. 讨论 房水迷流综合征（aqueous misdirection syndrome，AMS）是较为少见

的白内障手术中出现的不可预知的并发症，主要原因为手术过程中，灌注液或房水逆流，经过悬韧带间隙或后囊膜小的破孔进入玻璃体腔，导致眼压急剧升高，眼前段组织前移，前房变浅至消失，虹膜脱出[1]。

AMS 发生机制尚不明确，目前多认为[2] 可能与下列因素有关：超声乳化手术中灌注压过高；存在小的后囊膜破孔；玻璃体内存在液体腔，而玻璃体皮质成形性尚好；晶状体悬韧带松弛或间隙较大；瞳孔未充分散大。

白内障手术中常见的高眼压原因主要有：①囊袋阻滞综合征（capsular block syndrome，CBS），即前囊撕囊直径过小，或水分离时过快或液体过多，导致灌注液存留于囊袋内不能及时排出，导致眼压升高[3]；②玻璃体腔压力过高，如 AMS、爆发性脉络膜上腔出血、脉络膜上腔渗漏、开睑器放置不当挤压眼球等，均可导致玻璃体腔内压力升高，眼压升高，眼前节组织前移，前房消失，虹膜脱出；③球后出血，多见于球后麻醉所致，眶压升高。

综上所述，考虑本病例为术中房水迷流综合征，一旦出现这种情况，首先停止手术，嘱患者平静休息，同时可考虑药物、穿刺或前部玻璃体切除等方法降低后房压力，切勿盲目升高灌注压，造成恶性循环。为预防手术中 AMS 的发生，需要术前详尽了解患眼情况，充分散瞳，必要时行 UBM 检查，发现有无悬韧带松弛或断裂，与患者进行良好沟通，减轻紧张情绪，合理选择麻醉方式，合理控制前囊撕囊口直径大小，少量多点地注入液体进行水分离等[4]。

（段　练　山东第一医科大学第一附属医院）

参考文献

[1] 黄丹，吕华毅，朱超，等.年龄相关性白内障超声乳化术中灌注液迷流综合征 1 例 [J]. 中国实验诊断学，2019，6（23）：1086-1087.

[2] 蔡小军，叶琳，李道全.超声乳化术中高眼压征 [J]. 中国实用眼科杂志，2003，21（3）：235.

[3] 黄伟，程岩，梅建中.晶状体超声乳化术中囊袋阻滞综合征的诊断及处理 [J]. 眼外伤职业眼病杂志，2008，30（12）：974.

[4] 常戎，杨继华，胡竹林.老年性白内障手术中突发高眼压的处理及原因探讨 [J]. 中国眼耳鼻喉科杂志，2012，5（12）：185-186.

第九章

人工晶状体混浊

病例 23　左眼白内障术后人工晶状体混浊

一、病例介绍

患者信息：女性，60 岁，因"左眼逐渐视物不清 1 个月"就诊。

现病史：患者于 1 个月前无明显诱因出现左眼视物不清，无眼痛、眼胀、虹视及视物变形等伴随症状，未诊治，视物不清渐加重，为求诊治来我院就诊。门诊查左眼人工晶状体在位、混浊，诊断为"白内障术后人工晶状体混浊（左）"，收入院。

既往史：1 年前因"白内障（左）"在当地医院行左眼白内障手术。40 天前因"后发性白内障（左）"在我院行左眼后发性白内障切除联合前部玻璃体切割术。半个月前在我院行右眼白内障超声乳化摘除联合人工晶状体植入术。糖尿病病史 13 年余，自用药不详。4 年前因"二尖瓣关闭不全"行心脏瓣膜置换术。

个人史及家族史无特殊。

二、诊疗经过

1. 术前眼科检查

（1）眼专科检查见病例 23 表 1。

病例 23 表 1　眼专科检查

	右眼（OD）	左眼（OS）
视力	0.6	0.02
眼压	14mmHg	12mmHg
结膜	无充血	无充血

续表

	右眼（OD）	左眼（OS）
角膜	透明	透明
前房	适中，房水清	适中，房水清
虹膜	纹理清晰，无萎缩	纹理清晰，无萎缩
瞳孔	圆，直径约 3mm，光反射灵敏	圆，直径约 3mm，光反射灵敏
晶状体	人工晶状体居中、透明	人工晶状体在位、混浊（病例 23 图 1）
玻璃体	轻度混浊	窥不清
眼底	视盘边界清、颜色正常，动静脉走形正常，视网膜散在出血点、渗出，黄斑区反光不明	窥不进

（2）角膜内皮镜：左眼 CD2114 CV39。

（3）IOL-Master 见病例 23 图 2。

（4）黄斑 OCT：黄斑前膜（右），硬渗（双）（病例 23 图 3）。

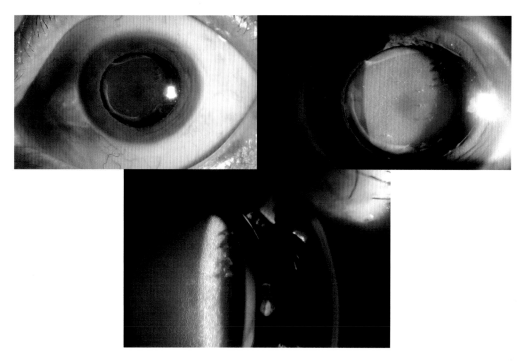

病例 23 图 1　左眼眼前段照相人工晶状体混浊

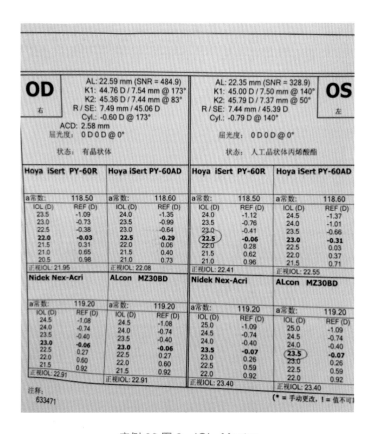

病例 23 图 2　IOL-Master

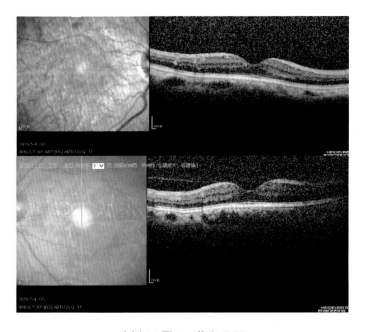

病例 23 图 3　黄斑 OCT

2．诊断

（1）白内障术后人工晶状体混浊（左）。

（2）后囊膜切除术后（左）。

（3）人工晶状体眼（右）。

（4）黄斑前膜（右）。

（5）糖尿病性视网膜病变（双）。

（6）糖尿病。

（7）心脏瓣膜术后。

3．治疗　患者入院后给予左氧氟沙星滴眼液点双眼抗炎治疗，完善术前检查，排除手术禁忌证，在神经阻滞麻醉下行左眼人工晶状体置换术，术中植入 AR40e +23.0D 人工晶状体一枚。术后第 1 天左眼视力 0.4，矫正 0.5（验光 –1.25DS/–0.50DC×90°），眼压 14mmHg，结膜略充血，切口对合好，角膜透明，前房适中，房闪（+），瞳孔圆，人工晶状体居中、透明（病例 23 图 4），眼底见视盘边界清、颜色略淡，动静脉走形正常，视网膜散在出血、渗出，黄斑区反光不明。给予抗生素、激素眼药水点眼治疗。术后定期复查，病情稳定。

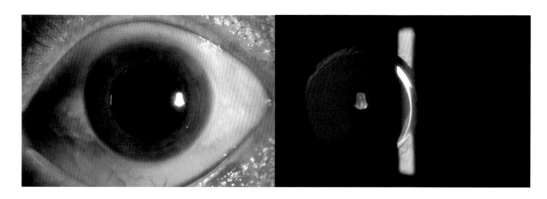

病例 23 图 4　左眼术后眼前节照相

三、病例分析

1．诊断　诊断明确。

2．治疗　患者原有人工晶状体混浊，不能发挥成像作用，影响患者视功能，具备人工晶状体置换手术指征。

3．讨论　人工晶状体从材料上分，硬性材料有 PMMA，软性材料有硅凝胶、水凝胶及由 PMMA 衍生出来的亲水性丙烯酸酯类人工晶状体等。随着各种折叠式人工晶状体在小切口白内障摘除术中的广泛应用，软性晶体在眼内的生物相容性及稳定性成为临床日益关注的问题。1994 年 Jensen 等 [1] 报告了 11 例硅凝胶和丙烯酸酯两种材料的人工晶状体在白内障术后表面出现了沉淀物。2000 年 Werner 等 [2] 报告了 5 例水凝胶人工晶状体在白内障术后混浊，上述研究均认为人工晶状体混浊与钙、磷沉积有关。1999 年 Chang 等 [3] 对 1 例亲水性丙烯酸酯人工晶状体在植入术后 7 个月发生云雾状混浊作了病例报告。2003 年罗怡等 [4] 报告了 SC60 B-OUVMDRInc.USA 亲水性丙烯酸酯折叠式人工晶状体于术后发生混浊，2004 年朱宇东等 [5] 报告了 1 例美国 Storz 公司生产的 H60 M 型人工晶状体在植入术后半年发生混浊。近年来有研究发现 [6]，亲水性丙烯酸酯人工晶状体混浊多在人工晶状体光学部前后曲率的表面，可能与 UV 吸收剂的变性及人工晶状体表面的钙化沉积有关。目前常用的亲水性丙稀酸酯人工晶状体中，混浊主要表现为以下三种类型：①表面型：不规则磨砂状颗粒沉积在光学区外表面；②内部型：在光学区内部与人工晶状体前后表面平行的曲面上，出现多样细小颗粒状沉积，混浊区与外表面间常存在一透明带，类似核性或绕核性白内障；③混合型：上述两种混浊均有。

本例患者考虑为混合型人工晶状体混浊。对于本病而言，最好的解决方法就是行人工晶状体置换术。但在手术过程中要注意分离囊膜与人工晶状体及周围组织的粘连，取出原人工晶状体后，我们给患者植入三片式 IOL。患者术后视力稳定在 0.4 左右。因其糖尿病病史多年，眼底已出现糖尿病性视网膜病变，术后抗炎治疗，并长期随诊观察眼底，及时处理。

（李　琰　济南明水眼科医院）

参考文献

[1]Jensen MK，Crandall AS，Mamalis N，et al.Crystallization on intraocular lens surfaces associated with the use of Healon GV[J].Arch Ophthalmol，1994，112（11）：1037-1042.

[2]Wermer L，Apple DJ，Escobar-Gomez M，et al.Postoperative deposition of calcium on the surface of ahydrogel in traocularlen[J].Ophthalmology，2000，107（9）：2179-2185.

[3]Cheng BYP，Davey KG，Gupta M，et al.Late clouding of an acrylic in traocular

lens following routine phacoe mulsification（letter）[J].Eye，1999，13（6）：807–808.

[4] 罗怡，陆国生，卢奕 . 亲水性丙烯酸酯人工晶状体混浊临床报告 [J]. 中国实用眼科杂志，2003，21（7）：530.

[5] 朱宇东，臧晶，王立东 . 双眼人工晶状体混浊 1 例 [J]. 中国实用眼科杂志，2004，22（6）：446.

[6]Werner L，Apple DJ，Kaskaloglu M，et al.Dense opacification if the optical component of a hydrophilic acrylic intraocular lens[J].J Cataract Refract Surg，2001，27（9）：1485–1492.

第十章

人工晶状体脱位

病例 24　多焦点人工晶状体囊袋复合体脱位

一、病例介绍

患者信息：男性，56岁，主因"发现右眼下方弧形黑影10天"入院。

现病史：患者于10天前无意间发现右眼下方弧形黑影，无眼痛、眼胀、虹视及视物变形等其他伴随症状，5天前于外院就诊，诊断为"右眼人工晶状体移位"，建议患者来我院进一步诊治，患者回家后上述不适无明显好转，今来我院就诊，门诊以同前诊断收入院。

既往史：10年前在我院行双眼白内障超声乳化摘除＋人工晶状体植入术。高血压病史10余年，发现血糖高半年，未规律诊治。否认外伤史。个人史及家族史均无特殊。

二、诊疗经过

1. 术前眼科检查

（1）眼专科检查见病例24表1。

病例24表1　眼专科检查

	右眼（OD）	左眼（OS）
视力	0.6（矫正无助）	0.6（矫正无助）
屈光	+1.25DS/−0.75DC×150°	+0.00DS/−0.75DC×150°
眼压	13mmHg	12mmHg
结膜	无充血	无充血
角膜	透明	透明

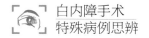
续表

	右眼（OD）	左眼（OS）
前房	适中，房水清	适中，房水清
虹膜	纹理清晰，无萎缩	纹理清晰，无萎缩
瞳孔	圆，直径约 3mm，光反射正常	圆，直径约 3mm，光反射正常
晶状体	人工晶状体囊袋复合体向鼻下方偏移（病例 24 图 1）	人工晶状体居中、透明
玻璃体	轻度混浊	轻度混浊
眼底	视盘边界清、颜色正常，动静脉走形正常，视网膜豹纹状，黄斑区反光不明（病例 24 图 2）	视盘边界清、颜色正常，动静脉走形正常，视网膜豹纹状，黄斑区反光不明（病例 24 图 2）

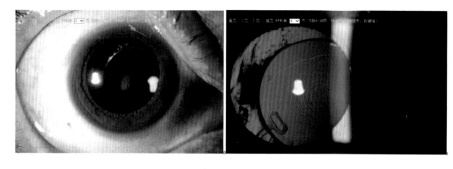

病例 24 图 1　右眼眼前段照相

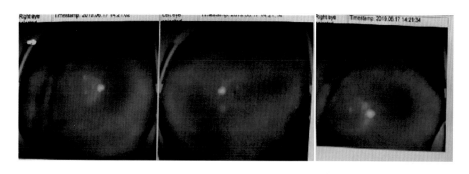

病例 24 图 2　双眼眼底照相

（2）眼部 B 超（病例 24 图 3）：右眼玻璃体轻度混浊，人工晶状体脱位？左眼玻璃体轻度混浊，双眼后巩膜葡萄肿。

（3）UBM（病例 24 图 4）：右眼前房中深，未探及人工晶状体回声，房角形态尚可，左眼前房中央深度约 4.59mm，颞侧房角后退，余方向房角形态尚可。

（4）角膜内皮镜：右眼 CD 2169 CV33。

（5）生物学测量见病例 24 图 5。

（6）黄斑 OCT（病例 24 图 6）：右眼黄斑前膜、黄斑水肿。

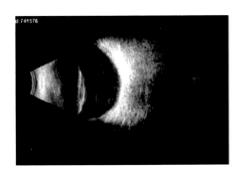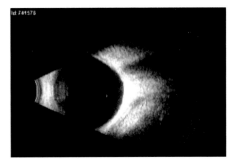

病例 24 图 3　双眼眼部 B 超

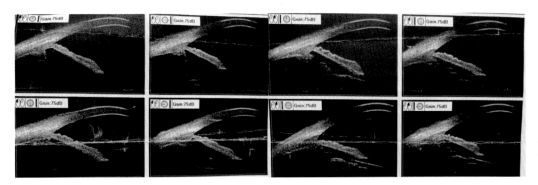

病例 24 图 4　双眼 UBM 检查

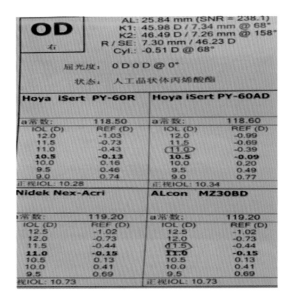

病例 24 图 5　右眼生物测量结果

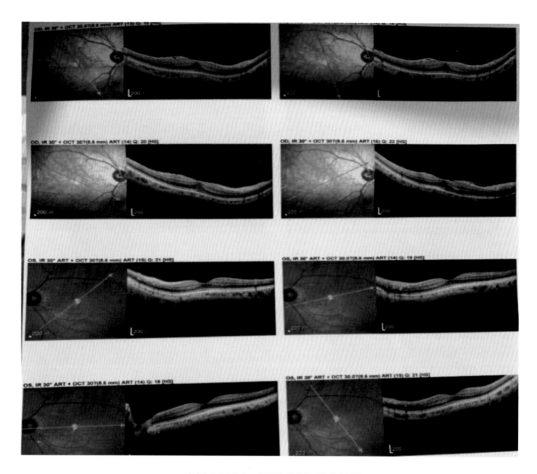

病例 24 图 6　双眼 OCT 检查结果

2. 临床诊断

（1）右眼人工晶状体移位。

（2）右眼黄斑前膜。

（3）双眼人工晶状体植入术后。

（4）双眼屈光不正。

（5）高血压。

3. 治疗　患者入院后完善术前检查，排除手术禁忌，于 2019 年 6 月 19 日在神经阻滞麻醉下行右眼人工晶状体复位＋缝线固定＋前部玻璃体切割术。手术顺利，前房内少量出血，术后给予 50% 葡萄糖注射液、维生素 C 注射液、地塞米松磷酸钠注射液静脉滴注减轻组织水肿，醋甲唑胺片口服预防高眼压，酚磺乙胺注射液静脉滴注减轻出血。术后第 1 天：右眼视力 0.02，眼压 13mmHg，结膜下出血，巩膜切口对合好，缝线在位，角膜后弹力层皱褶，前房适中，房水血性混浊（＋），瞳孔圆，人工晶状体居中、透明（病例 24 图 7）。应用妥布霉素地塞米松滴眼液、左氧氟沙星滴眼液、复方托比卡胺滴眼液点眼，妥布霉素地塞米松眼膏涂眼，口服云南白药胶囊。术后第 2 天：右眼视力 0.3，眼压 13mmHg，结膜下出血，巩膜切口对合好，缝线在位，角膜后弹力层皱褶较前减轻，前房适中，积血部分吸收，瞳孔圆，人工晶状体居中、透明。术后第 3 天：右眼视力 0.4，眼压 15mmHg，验光：−0.75DS/−0.75DC×80°，矫正无助，角膜基本透明，前房积血大部吸收。带药出院，嘱其定期复查。

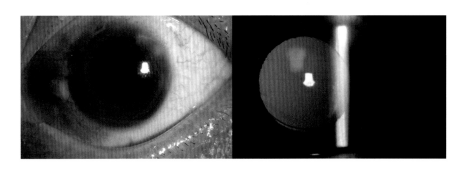

病例 24 图 7　右眼术后眼前段照相

三、病例分析

1. 诊断　散瞳后检查"人工晶状体移位"诊断明确。

2. 治疗　人工晶状体移位将导致屈光不正、视力下降，尤其是多焦点人工晶状体移位将带来明显的视觉质量下降，因此需手术复位，复位的方式可选择人工晶状体缝线固定，如囊袋完整可考虑张力环植入，为保证多焦点人工晶状体效果应尽量保证囊袋内植入。

3. 讨论　白内障术后自发性人工晶状体囊袋内脱位的主要机制是：①晶状体悬韧带断裂：晶状体悬韧带是连接晶状体和睫状体的纤维组织，保持晶状体的居中性。起源于锯齿缘的悬韧带纤维与玻璃体前表面接触，止于晶状体赤道部的后囊。起始于睫状体平坦部的悬韧带纤维是最粗、最坚固的纤维，在向前伸展过程中部分与睫状突接触，然后轻度转弯，与源自于自睫状突的纤维相交叉而附着于晶状体赤道部的前囊。起始于睫状突间凹的悬韧带纤维，是悬韧带纤维中数目最多的一种，在向后延伸的过程中，越过向前走的纤维，附着到晶状体赤道部的后囊[1]。Famswonh 等[2]认为，悬韧带在胚胎时期出现。在 50 岁之前，悬韧带在囊膜上的接触位置是固定的。而在 50 岁以后，悬韧带会出现"向心性生长"而导致晶状体悬韧带向晶状体前中央移动。国内也有研究报道，通过对尸眼悬韧带的研究认为随着年龄的增长，悬韧带前囊膜附着区明显增宽。由于晶状体悬韧带有此特性，晶状体前囊膜上的无韧带区随着年龄的增加将会变小[3]。对于白内障术后的患者，由于晶状体悬韧带的缓慢变化，逐渐会出现部分晶状体悬韧带因"向心性生长"而向撕囊口边缘处生长，导致悬韧带在囊膜上无附着点而断裂。②囊袋收缩：白内障术后残留于前囊下的晶状体上皮细胞化生为纤维细胞，增生分泌胶原产生纤维化，在向心力与离心力的作用下向中心收缩，引起囊袋收缩[4]。所以白内障术后可能出现不同程度的囊袋收缩，但是功能正常的悬韧带可以对抗囊袋收缩产生的力量而使人工晶状体维持其居中性。连续环形撕囊是超声乳化手术中的重要步骤，大小合适的撕囊口能使人工晶状体与前后囊紧密相贴，使其能够较好地固定于囊袋内。但当撕囊口过小或偏中心时，即使功能正常的悬韧带也有可能不能对抗囊袋收缩产生的向心力，而出现人工晶状体偏心。同时，有研究认为，增生的晶状体上皮细胞本身会增加囊袋的重量而导致悬韧带的压力增加[5]。两种因素共同作用最终会造成悬韧带断裂而导致人工晶状体囊袋内脱位。

本例患者囊袋机化不明显，无囊袋皱缩发生，可于术中植入缝线固定的囊袋张力环，保证囊袋的完整性和人工晶状体复位后居中。

（穆延潇　济南明水眼科医院）

参考文献

[1] 刘家琦 . 实用眼科学 [M]. 第 3 版 . 北京：人民卫生出版，2010：26.

[2]Farsworth PN, shyne SE.Anterior zonular shjfts with age[J].Experimental eye research，1979，28（3）：291-297.

[3] 饶惠英，王丽天 . 人眼晶状体悬韧带的张力测定 [J]. 临床眼科杂志，2002，10（3）：223-225.

[4]Cochener B, Jacq PL, Colin J.Capsule contraction after continuous curvilinear capsulorhexis：poly（methyl methacrylate）versus silicone intraocular lenses[J].Joumal of Cataract & Refractive Surgery，1999，25（10）：1362-1369.

[5]Jehan FS, Mamalis N, Crandall AS.Spontaneous late dislocation of intraocular lens within the capsular bag in pseudoexfoliation patients[J].Ophtllalmology,2001,108（10）：1727-1731.

病例 25　人工晶状体脱位

一、病例介绍

患者信息：女性，67岁，主因"左眼逐渐视物不清、畏光5个月"就诊。

现病史：患者于5个月前无明显诱因出现左眼视物不清，伴畏光，无头痛，无虹视、恶心、呕吐等不适，未诊治，后上述症状逐渐加重，影响日常生活，遂来我院就诊，诊断为"左眼人工晶状体脱位"收入院。

既往史：20年前在我院行左眼白内障超声乳化摘除＋人工晶状体植入术。10年前右眼被鸡啄伤（具体陈述不详），于外院行清创缝合手术，术后1个月于外院行右眼白内障摘除＋人工晶状体植入术（病历无提供，患者述不详），术后自述右眼阵发性眼痛，未治疗。否认全身病史。个人史和家族史无特殊。

二、诊疗经过

1. 术前眼科检查

（1）眼专科检查见病例25表1。

病例25表1　眼专科检查

	右眼（OD）	左眼（OS）
视力	0.1（矫正无助）	0.4（矫正0.5）
屈光	−0.00DS/−1.75DC×110°	+1.00DS/−0.50DC×85°
眼压	15mmHg	12mmHg
结膜	无充血，上方球结膜瘢痕	无充血，上方巩膜瘢痕
角膜	周边部上皮略水肿，上方角膜瘢痕，其后与瞳孔区虹膜粘连	透明
前房	深浅不一，房水清	适中，房水清，人工晶状体颞侧光学部位于前房内
虹膜	纹理欠清，部分萎缩，上方瞳孔区虹膜与角膜瘢痕相连	纹理清晰，无萎缩

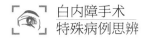
续表

	右眼（OD）	左眼（OS）
瞳孔	不圆，向颞上方偏移，约 3mm×4mm 大小，光反射迟钝	不圆，约 3mm×4mm 大小，光反射迟钝
晶状体	前房型人工晶状体在位	人工晶状体颞侧光学部位于瞳孔前方（病例 25 图 1）
玻璃体	轻度混浊	轻度混浊
眼底	模糊，可见视盘边界清、颜色正常，动静脉走形正常，黄斑区灰暗，隐见膜样反光（病例 25 图 2）	模糊，可见视盘边界清、颜色正常，动静脉走形正常，黄斑区反光不明（病例 25 图 2）

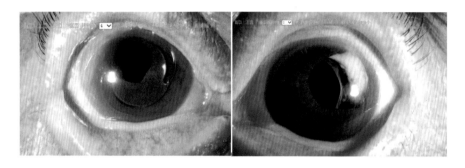

病例 25 图 1　双眼眼前节照相

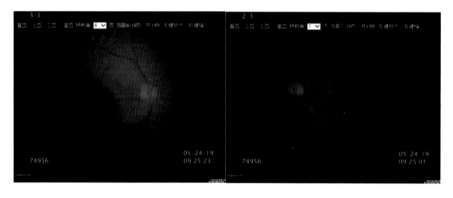

病例 25 图 2　双眼眼底照相

（2）B 超（病例 25 图 3）：双眼玻璃体轻度混浊伴后脱离，右眼黄斑略增厚，黄斑前膜？

（3）角膜内皮镜：右眼 CD 741 CV23，左眼 CD 2833 CV 50。

（4）生物学测量见病例 25 图 4。

（5）干眼仪：双眼 4 级。

（6）黄斑 OCT（病例 25 图 5）：黄斑前膜（右）、浆液性神经上皮层脱离（右）、黄斑囊样水肿继发劈裂（右）。

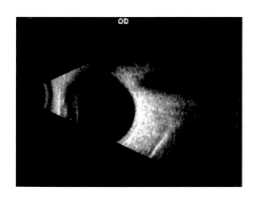
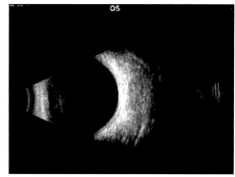

病例 25 图 3　双眼眼部 B 超

OD 右	**OS** 左
AL: 22.26 mm (SNR = 208.2) K1: 44.41 D / 7.60 mm @ 143° K2: 47.14 D / 7.16 mm @ 53° R / SE: 7.38 mm / 45.77 D Cyl.: -2.73 D @ 143°	AL: 22.27 mm (SNR = 239.0) K1: 45.12 D / 7.48 mm @ 177° K2: 45.55 D / 7.41 mm @ 87° R / SE: 7.45 mm / 45.33 D Cyl.: -0.43 D @ 177°
屈光度：　0 D 0 D @ 0°	屈光度：　0 D 0 D @ 0°
状态：　人工晶状体丙烯酸酯	状态：　人工晶状体丙烯酸酯

Hoya iSert PY-60R (OD)		Hoya iSert PY-60AD (OD)		Hoya iSert PY-60R (OS)		Hoya iSert PY-60AD (OS)	
a常数: 118.50		a常数: 118.60		a常数: 118.50		a常数: 118.60	
IOL (D)	REF (D)	IOL (D)	REF (D)	IOL (D)	REF (D)	IOL (D)	REF (D)
24.0	-1.14	24.5	-1.39	24.5	-1.24	24.5	-1.14
23.5	-0.79	24.0	-1.04	24.0	-0.88	24.0	-0.78
23.0	-0.44	23.5	-0.69	23.5	-0.53	23.5	-0.43
(22.5)	-0.09	23.0	-0.34	(23.0)	-0.18	(23.0)	-0.08
22.0	0.25	(22.5)	0.01	22.5	0.17	22.5	0.26
21.5	0.59	22.0	0.35	22.0	0.51	22.0	0.60
21.0	0.93	21.5	0.68	21.5	0.85	21.5	0.94
正视IOL: 22.37		正视IOL: 22.51		正视IOL: 22.74		正视IOL: 22.88	

Nidek Nex-Acri (OD)		ALcon MZ30BD (OD)		Nidek Nex-Acri (OS)		ALcon MZ30BD (OS)	
a常数: 119.20		a常数: 119.20		a常数: 119.20		a常数: 119.20	
IOL (D)	REF (D)	IOL (D)	REF (D)	IOL (D)	REF (D)	IOL (D)	REF (D)
25.0	-1.10	25.0	-1.10	25.5	-1.20	25.5	-1.20
24.5	-0.76	24.5	-0.76	25.0	-0.85	25.0	-0.85
(24.0)	-0.42	24.0	-0.42	(24.5)	-0.51	24.5	-0.51
23.5	-0.09	(23.5)	-0.09	24.0	-0.17	(24.0)	-0.17
23.0	0.24	23.0	0.24	23.5	0.16	23.5	0.16
22.5	0.57	22.5	0.57	23.0	0.49	23.0	0.49
22.0	0.89	22.0	0.89	22.5	0.82	22.5	0.82

病例 25 图 4　双眼生物测量结果

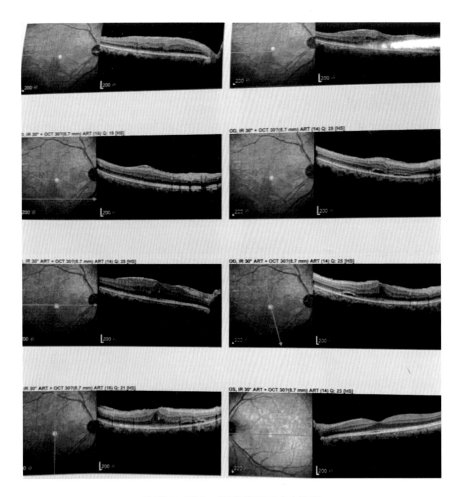

病例 25 图 5　双眼黄斑 OCT 检查

2．诊断

（1）左眼人工晶状体脱位。

（2）右眼人工晶状体眼。

（3）右眼角膜内皮失代偿。

（4）右眼角膜瘢痕。

（5）右眼黄斑前膜。

（6）右眼陈旧性眼外伤。

（7）左眼泪道狭窄。

（8）双眼屈光不正。

3．治疗　患者入院后完善全身检查，排除手术禁忌，于 2019 年 5 月 25 日拟行左眼人工晶状体复位手术，术中发现囊袋功能差，人工晶状体复位失败，将脱位的人工晶状体囊袋复合体取出（病例 25 图 6），手术方式由人工晶状体复位术改为人工晶状体置换术，行前部玻璃体切割，并行人工晶状体缝线固定。术后第 1 天复查：左眼视力 0.25，眼压 19mmHg，结膜点片出血，切口对合好，缝线在位，鼻侧角膜略水肿，余角膜透明，前房适中，房闪（+），瞳孔欠圆，直径约 2mm，人工晶状体居中、透明（病例 25 图 7）。考虑患者右眼前房型人工晶状体刺激角膜，角膜内皮失代偿，建议行右眼人工晶状体取出术，术后观察角膜变化，必要时需行角膜移植手术，同时患者右眼黄斑前膜，牵拉导致黄斑水肿，建议进一步治疗眼底，患者因个人原因要求暂出院，拒绝进一步治疗。

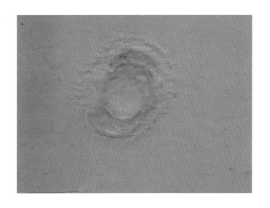

病例 25 图 6　患者左眼替换下的人工晶状体

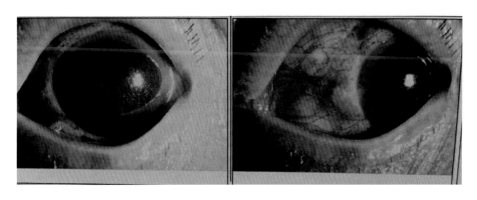

病例 25 图 7　左眼术后眼前段照相

三、病例分析

1. 诊断　患者"左眼人工晶状体脱位"诊断明确。

2. 治疗　人工晶状体脱位瞳孔夹持将导致屈光不正、视力下降，同时机械摩擦导致虹膜炎反复发作，可能造成角膜内皮功能受损，亦可由于虹膜色素脱落或炎症细胞堵塞房角引起继发性青光眼等并发症，因此需手术复位，复位的方式可选择人工晶状体缝线固定，如囊袋完整可考虑张力环植入。

3. 讨论　迟发性人工晶状体脱位通常指发生于术后 3 个月以上[1]，此类人工晶状体脱位特点是发生在白内障手术过程相对顺利、术后人工晶状体较好固定于囊袋内的患者中。一项长期的回顾性研究提示白内障患者术后发生人工晶状体脱位的概率随着时间的推移而上升，术后 10 年、15 年、20 年和 25 年的人工晶状体脱位概率分别为 0.1%、0.2%、0.7% 和 1.7%[2]。因此，随着白内障手术的普遍化和人类寿命的延长，人工晶状体脱位患者会越来越多，探索迟发性后房型人工晶状体脱位的危险因素变得尤为重要。多项研究已表明，剥脱综合征、高度近视、玻璃体切除术后、年龄、葡萄膜炎、视网膜色素变性、外伤、晶体后囊切开术后等是迟发性后房型人工晶状体脱位的危险因素[3~5]。

迟发性后房型人工晶状体脱位的机制主要分为外伤性和自发性，其中自发性脱位的机制主要有悬韧带的逐渐减弱直至断裂、囊袋收缩导致人工晶状体逐渐移位和囊袋局部缺损致人工晶状体脱出等[6~8]。当囊袋极度收缩即发生囊袋收缩综合征时，囊袋的收缩力又给减弱的悬韧带附加压力，此两种因素相辅相成促使人工晶状体及囊袋脱位。高度近视患者通常眼轴较长，而晶体悬韧带随着眼轴延长而变得更加脆弱而易受损。既往玻璃体手术史、眼部炎症、后囊切开术后等均是直接或间接减弱悬韧带强度的危险因素。

不同程度的脱位患者应采取不同治疗方案。轻度脱位者可采取人工晶状体重置。本例患者囊袋功能差，不能进行原人工晶状体复位手术，遂选择人工晶状体置换并缝线固定术治疗。

（穆延潇　济南明水眼科医院）

参考文献

[1]Krepste L，Kuzmiene L，Miliauskas A，et al.Possible pre-disposing factors for late intraocular lens dislocation after routine cataract surgery[J].Medicina（Kaunas），2013，49（5）：229-234.

[2]Pueringer SL，Hodge DO，Erie JC.Risk of late intraocular lens dislocation after cataract surgery，1980-2009：a population-based study[J].Am J Ophthalmol，2011，152

（4）：618-623.

[3]Hayashi K，Hirata A，Hayashi H.Possible predisposing factors for in-the-bag and out-of-the-bag intraocular lens dislocation and outcomes of intraocular lens exchange surgery[J].Ophthalmology，2007，114（5）：969-975.

[4]Anna K，Katarzyna KB，Piotr J.Axial length of the eye-ball is important in secondary dislocation of the intraocular lens，capsular bag，and capsular tension ring complex[J].J Ophthalmol，2016，2016：6431438.

[5]Fernández-Buenaga R，Alio JL，Pérez-Ardoy AL，et al.Late in-the-bag intraocular lens dislocation requiring ex- plantation：risk factors and outcomes[J].Eye（Lond），2013，27（7）：795-801.

[6]Shingleton BJ，Yang Y，O'Donoghue MW.Management and outcomes of intraocular lens dislocation in patients with pseudoexfoliation[J].J Cataract Refract Surg，2013，39（7）：984-993.

[7]Lorente R，de Rojas V，Vazquez de Parga P，et al.Management of late spontaneous in-the-bag intraocular lens dislocation：retrospective analysis of 45 cases[J].J Cataract Refract Surg，2010，36（8）：1270-1282.

[8]Davison JA.Capsule contraction syndrome[J].J Cataract Refract Surg,1993,19（5）：582-589.

第十一章

人工晶状体夹持

病例 26 后发性白内障合并人工晶状体夹持

一、病例介绍

患者信息：女性，17 岁，主因"左眼逐渐视物不清半年"就诊。

现病史：患者于半年前无明显诱因出现左眼视物不清，无眼痛、眼胀、虹视及视物变形等伴随症状，未诊治，视物不清渐加重，遂来我院就诊，门诊诊断为"后发性白内障（左）人工晶状体夹持（左）"收入院治疗。

既往史：6 年前左眼不慎被木棍插伤，于外院行左眼白内障摘除＋人工晶状体植入术（具体不详）。个人史、家族史均无特殊。

二、诊疗经过

1. 术前眼科检查

（1）眼专科检查见病例 26 表 1。

病例 26 表 1 眼专科检查

	右眼（OD）	左眼（OS）
视力	0.08（矫正 –5.25DS/–1.50DC×10° ＝0.8）	0.06（矫正无助）
眼压	13mmHg	12mmHg
结膜	无充血	无充血
角膜	透明	上方瘢痕
前房	前房适中，房水清	前房适中，房水清
虹膜	纹理清晰，无萎缩	纹理欠清，部分萎缩，瞳孔区虹膜后粘连

续表

	右眼（OD）	左眼（OS）
瞳孔	圆，直径约 3mm，光反射正常	呈竖椭圆形，约 4mm×5mm 大小，下方虹膜位于人工晶状体光学部后面，瞳孔区可见膜状物附着
晶状体	透明	人工晶状体透明，人工晶状体光学部下方位于虹膜前，后囊混浊钙化（++）（病例 26 图 1）
玻璃体	轻度混浊	窥不清
眼底	视盘边界清、颜色正常，动静脉走形正常，视网膜豹纹状，黄斑区反光不明	模糊可见视盘边界清，颜色正常，动静脉走形正常，黄斑中心反光不明，周边视网膜窥不清（病例 26 图 2）

（2）B 超：双眼玻璃体轻度混浊（病例 26 图 3）。

（3）三面镜：左眼玻璃体轻度混浊，模糊可见视盘边界清，颜色正常，动静脉走形正常，黄斑中心反光不明，周边视网膜窥不清。

（4）角膜内皮镜：左眼 CD 1987 CV 27，已行双眼人工晶状体度数测量。

（5）黄斑 OCT：黄斑区视网膜各层反射均匀（右），左眼眼底窥不进。

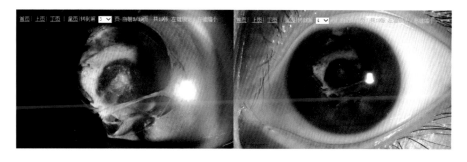

病例 26 图 1　左眼眼前段照相

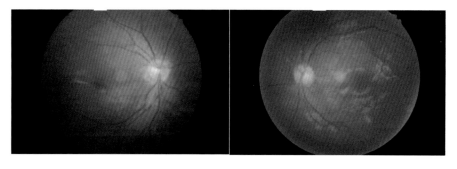

病例 26 图 2　双眼眼底照相

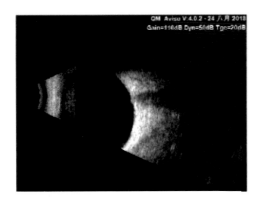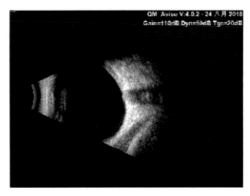

病例 26 图 3　双眼 B 超检查

2．诊断

（1）后发性白内障（左）。

（2）人工晶状体夹持（左）。

（3）陈旧性眼外伤（左）。

（4）角膜瘢痕（左）。

（5）屈光不正（双）。

3．治疗　患者入院后给予左氧氟沙星眼药水点双眼抗炎治疗，完善术前检查排除手术禁忌证后，在神经阻滞麻醉下行左眼后囊膜切开＋前部玻璃体切除＋虹膜粘连分离＋人工晶状体置换术，术中将 AR40e ＋19.0D 人工晶状体植入睫状沟。术后第 1 天：左眼视力 0.8 矫正 1.0，验光 +0.50DS/−1.25DC × 10°，眼压 10mmHg，结膜略充血，切口对合好，角膜透明，缝线在位，前房适中，房闪（+），瞳孔不圆，缝线在位，人工晶状体居中、透明（病例 26 图 4）。给予妥布霉素地塞米松、左氧氟沙星眼药水点眼，妥布霉素地塞米松眼膏涂眼。术后第 2 天：左眼视力 0.8 矫正 1.0，

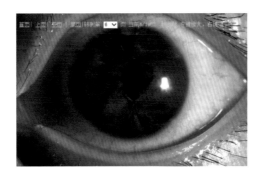

病例 26 图 4　术后左眼眼前节照相

验光 +0.00DS/-1.25DC×10°，眼压 9mmHg，余同前，眼部 B 超见病例 26 图 5，继续用药。术后 1 个月，左眼视力 0.8，眼压 12mmHg，眼前节见病例 26 图 6。

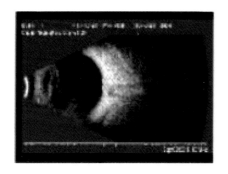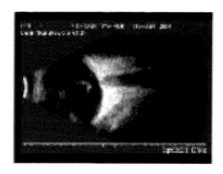

病例 26 图 5　术后第 2 天眼部 B 超

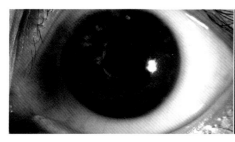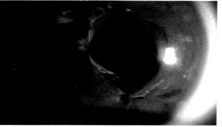

病例 26 图 6　术后 1 个月眼前节照相

三、病例分析

1. 诊断　患者"后发性白内障""人工晶状体瞳孔夹持"诊断明确。

2. 治疗　患者后发性白内障、囊膜机化混浊影响视力，具有手术指征。手术方式可采用后囊膜切除术，术中根据人工晶状体位置情况决定复位、置换或悬吊。患者虹膜萎缩瞳孔散大变形，可同时行瞳孔成形术。

3. 讨论　虹膜损伤造成虹膜基质萎缩，瞳孔变形、变大，可造成单眼复视、畏光、眩光等不适，需瞳孔成形术恢复部分瞳孔形态和功能。Mc Cannel[1] 设计出前房闭合状态下虹膜修补术，经角膜穿刺缝合虹膜后，用晶体钩将眼内缝线由一侧穿刺口钩出打结，术中应注意避免虹膜撕裂。Ogawa 等[2] 在 Mc Cannel 式缝合法的基础上提出虹膜原位缝合，采用晶状体调位钩将线结推入前房，打结过程中虹膜始终处于原位，称之为改良 Mc Cannel 式虹膜缝合。Siepser J 在角膜缘做 2 个穿刺口，缝针经穿刺口缝合虹膜后，将部分缝线经穿刺口钩出前房，绕线环后再将线的另一端由对侧穿刺口拉紧打结，反复操作 3 次打结，这种手术方式减少了一个中间切口，减少术后散光，

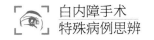
同时打结过程中虹膜也始终处于原位。

由于虹膜损伤的同时，患者角膜内皮细胞也同样可能受到损伤。谢立信等[3]报道白内障手术后造成的角膜水肿术后 3 个月的角膜内皮丢失率为 4.6% ~ 84.4%，同时指出角膜内皮细胞数 < 500/mm^2 时将造成角膜内皮失代偿。在行虹膜损伤修复时，要注意减少眼内操作，保护角膜内皮，防止出现角膜失代偿等并发症。根据虹膜损伤情况个体化施行虹膜修复术，在提高视力的同时，可消除单眼复视、畏光、眩光等症状，提高视觉质量，达到损伤最小、视功能恢复最大的目的[4]。

（李　琰　济南明水眼科医院）

参考文献

[1]Mc Cannel MA.A retrievable suture idea for antierior uveal problems[J].Ophthalmic Surg，1976，7（2）：98-103.

[2]Ogawa GS，O'Gawa GM.Single wound，in situ tying technique for iris repair[J].Ophthalmic Surg Lasers，1998，29（11）：943—948.

[3] 谢立信，姚瞻，黄钰森，等.超声乳化白内障吸除术后角膜内皮细胞损伤和修复的研究 [J].中华眼科杂志，2004，40（2）：90-93.

[4] 温利辉，农义军，莫明辉，等.虹膜损伤 13 例个性化修复术效果观察 [J].蚌埠医学院学报，2014，39（4）：494-496.

病例 27　人工晶状体缝线固定术后瞳孔夹持

一、病例介绍

患者信息：男性，69 岁，主因"右眼白内障术后 2 年，视物不适感 1 周"就诊。

现病史：患者 2 年前曾于外院行"右眼白内障摘除并人工晶状体植入术"，2 个月前无明显诱因出现右眼视力下降，无眼红、眼痒，无眼痛、头痛，无恶心、呕吐，无胸闷、气促等其他不适。2个月前就诊于我科，诊断为"右眼人工晶状体移位"，局麻下行"右眼人工晶状体置换＋人工晶状体悬吊＋前部玻璃体切割术"，术后视力提高并出院，出院后于我院门诊规律复查。1个月前自觉右眼视物不适感，无眼红、眼痛等其他不适，来我科就诊，诊断为"右眼人工晶状体移位"，局麻下行"右眼人工晶状体复位术"，术后眼部情况稳定出院，出院后于我院门诊规律复查。1周前无明显诱因再次出现右眼视物不适感，无明显视力下降，无眼红、眼痛等其他不适，来我院就诊，门诊以"右眼人工晶状体夹持"收入院。

既往史：否认全身病史。个人史及家族史均无特殊。

二、诊疗经过

1. 术前眼科检查

（1）眼专科检查见病例27表1。

病例27表1　眼专科检查

	右眼（OD）	左眼（OS）
视力	0.6	0.6
眼压	21mmHg	18mmHg
结膜	无充血	无充血
角膜	透明	上方瘢痕
前房	前房中深，房水清	前房中深，房水清
虹膜	震颤，上方可见萎缩	纹理清
瞳孔	欠圆，约3.5mm大小，对光反射（＋）	圆，直径约2.5mm，对光反射（＋）
晶状体	部分人工晶状体光学部夹持于下方虹膜（眼前段照片见病例27图1）	轻度混浊
玻璃体	轻度混浊	混浊
眼底	视盘色润界清，视网膜未见明显出血或渗出	视盘色润界清，视网膜未见明显出血或渗出

2. 临床诊断

（1）人工晶状体瞳孔夹持（右）。

（2）人工晶状体复位术后（右）。

3. 治疗　患者入院后给予左氧氟沙星眼药水点双眼抗炎治疗，完善术前检查排除手术禁忌证后，在神经阻滞麻醉下行右眼人工晶状体复位术，术中重新调整缝线固定人工晶状体一襻。术后第 1 天：左眼视力 0.8，眼压 15mmHg，结膜略充血，切口对合好，角膜透明，缝线在位，前房适中，房闪（＋），瞳孔欠圆，颞上方部分虹膜萎缩，人工晶状体居中、透明（病例 27 图 2）。给予醋酸泼尼松龙滴眼液、左氧氟沙星滴眼液点眼，妥布霉素地塞米松眼膏涂眼。术后第 2 天：左眼视力 0.8 矫正 1.0，验光 −1.25 × 100°，眼压 14mmHg。余同前，继续用药。术后 1 个月时，右眼视力 0.8，眼压 12mmHg。

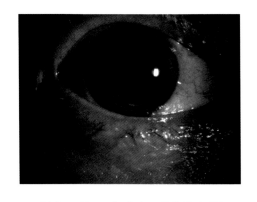

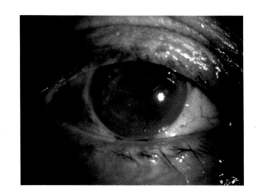

病例 27 图 1　部分人工晶状体光学部夹持于下方虹膜　　　　病例 27 图 2　术后第 1 天眼前节照相

三、病例分析

1. 诊断　患者"人工晶状体瞳孔夹持"诊断明确。

2. 治疗　患者人工晶状体缝线固定术后出现瞳孔夹持，影响视觉质量，同时人工晶状体机械摩擦虹膜诱发虹膜炎症，并极易继发青光眼，具有手术指征。手术方式可术中根据人工晶状体位置情况决定复位、置换或悬吊，恢复人工晶状体位置及与虹膜的位置关系。

3. 讨论　人工晶状体瞳孔夹持是指人工晶状体的光学部全部或部分暴露于虹膜前面，晶体襻仍在虹膜后面，使人工晶状体嵌顿于瞳孔的状态。人工晶状体瞳孔夹持的发生率报道不一，为 0.6% ～ 35%[1, 2]。人工晶状体瞳孔夹持发生的原因与人工晶状体的类型、术后眼压、术后前房炎症反应及手术操作有关。折叠晶体比硬性晶体易发生瞳孔夹持，这是因为折叠晶体的光学平面与晶体支撑襻呈 0°，且晶体支撑襻非常柔软，当出现晶体囊袋收缩或玻璃体压力增高，或植入的晶体一襻在睫状沟，另一襻在囊袋内，人工晶状体发生倾斜，晶体光学面易向前拱起，从而发生人工晶状体瞳孔夹持。手术过程中眼压高，尤其是后房压力大，手术时晶体难以植入，此时如未缩小瞳孔，或手术后眼压高，前房浅，瞳孔散大均易发生人工晶状体瞳孔夹持。先天性白内障或年轻人的外伤性白内障，手术时往往会感觉后房压力高，前房极易消失。手术后前房炎症反应重，易发生瞳孔夹持。糖尿病患者白内障，特别是糖尿病病史较长的患者，由于体内代谢紊乱，虹膜及睫状体的微循环障碍，手术后往往前房炎症较重，增加了瞳孔夹持的发生率。对患有糖尿病的白内障患者，术前须结合患者糖尿病病史的长短、血糖的控制情况全面考虑术中和术后可能出现的情况。手术操作：减少手术时间和减少进入前房次数，可以明显减轻前房炎症，从而减少人工晶状体瞳孔夹持的发生率。

本例患者为人工晶状体缝线固定术后，出现瞳孔夹持的原因主要考虑为双襻缝线固定的位置不良，导致三片式人工晶状体襻受力不均匀，造成人工晶状体光学部前突所致，经手术调整缝线位置后予以纠正。

（段　练　山东第一医科大学第一附属医院）

参考文献

[1]Gunenee U，Erkin EF，Maden A Monoscleral fixated lens implantation in eyes with partial loss of capsula or zonular support[J].J Cataract Refract Surg，1997，23（6）：710.

[2] 郝燕生 . 后房型人工晶状体瞳孔夹持的原因及处理 [J]. 中华眼科杂志，1990，26（6）：335.

第十二章

人工晶状体囊袋收缩综合征及囊袋阻滞综合征

病例 28 囊袋收缩综合征（长期随访）

一、病例介绍

患者信息：女性，70 岁，主因"双眼白内障术后 2 个月，视物不清半个月"于 2013 年 8 月 1 日就诊。

现病史：患者于 2 个月前因左眼青光眼急性发作在当地医院先后行双眼白内障联合青光眼手术治疗（病历未提供），术后视力、眼压恢复可。近半个月来感双眼视力逐渐下降，为求诊疗遂来我院就诊。门诊诊断为"囊袋收缩综合征（双）"收入院治疗。

既往史：糖尿病、冠心病病史 10 余年，甲状腺结节病史 2 年，病情均控制稳定。过敏体质，对青霉素、链霉素、磺胺类药物及金属类物质过敏。否认家族史。

二、诊疗经过

1. 术前眼科检查

（1）眼专科检查见病例 28 表 1。

病例 28 表 1　眼专科检查

	右眼（OD）	左眼（OS）
视力	0.6	0.08
眼压	20mmHg	19mmHg

	右眼（OD）	左眼（OS）
结膜	无充血	无充血
角膜	透明	透明
前房	适中，房水清	适中，房水清
虹膜	纹理清晰，无萎缩	纹理清晰，无萎缩
瞳孔	圆，直径约3mm，光反射正常	散大欠圆，直径约4mm×5mm，光反射消失
晶状体	前囊膜成环形收缩，人工晶状体（IOL）向颞下方偏移（病例28图1）	前囊膜收缩呈灰白色机化遮挡IOL光学部，IOL位置窥不清，后囊膜鼻上方略混浊（病例28图2）
玻璃体	轻度混浊	窥不清
眼底	模糊可见视盘边界清、颜色淡，动静脉走形大致正常，黄斑中心反光不明	窥不清

（2）UBM：右眼IOL略向下方移位，左眼IOL向鼻下方移位。

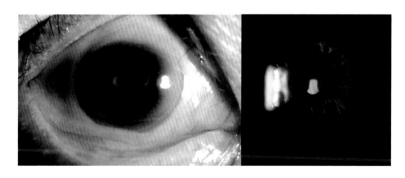

病例28图1　右眼眼前节照相

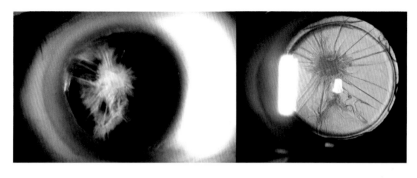

病例28图2　左眼眼前节照相

2．临床诊断

（1）囊袋收缩综合征（双）。

（2）人工晶状体眼（双）。

（3）抗青光眼术后（双）。

（4）视神经萎缩（双）。

（5）甲状腺结节。

（6）糖尿病。

（7）冠心病。

3．治疗　患者入院行左眼囊袋松解联合前部玻璃体切割术。术后第4天视力0.6，眼压15mmHg，瞳孔散大欠圆，直径约4mm×5mm，光反射消失，IOL透明，略向鼻下方偏移，后囊中央区缺如（病例28图3）。建议行右眼前囊膜Nd：YAG激光切开，患者拒绝。带药出院。

术后35天（2013-09-08）患者复诊，左眼检查稳定（病例28图4）；右眼前囊膜较前明显收缩（病例28图5），建议行Nd：YAG激光治疗，患者要求择期进行。

术后54天（2013-09-27）复诊，眼科检查：视力右眼0.12，左眼0.5+；眼压右眼17mmHg，左眼17mmHg；右眼前囊膜收缩呈灰白色机化混浊遮挡IOL光学部，IOL位置窥不清，眼前节彩照见病例28图6；左眼IOL略向鼻下方偏移，眼后节检查基本同前。

2013年9月27日试行右眼前囊膜Nd：YAG激光切开，因前囊膜机化较厚无法切开。2013年9月28日行右眼囊袋松解术，因后囊膜未见明显混浊，未行前部玻璃体切割术。术后第1天，右眼视力0.5，眼压16mmHg，IOL透明，略向下方偏移。带药出院。

右眼术后14天（2013-10-12）复诊，视力右眼0.6，左眼0.6；眼压右眼15mmHg，左眼16mmHg；右眼IOL透明（病例28图7），左眼瞳孔区可见颞上方部分灰白色机化前囊膜，IOL略向鼻下方偏移（病例28图8），眼后节检查基本同前。

2015年8月15日患者复诊，诉"右眼视力渐下降2个月"。眼科检查：右眼视力0.02，眼压13mmHg，角膜、前房、瞳孔基本同前，IOL透明，略向下方偏移，后囊膜混浊明显（病例28图9）。左眼视力0.6，眼压14mmHg，眼部检查大致同前（病例28图10）。即行右眼后囊膜Nd：YAG激光切开术治疗，术后小孔视力0.6（病例28图11），给予溴芬酸钠滴眼液点眼。患者未再复诊。

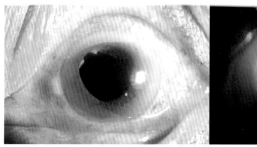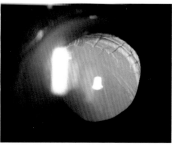

病例 28 图 3　术后 2 天左眼眼前节照相

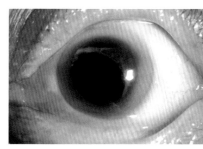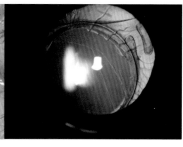

病例 28 图 4　术后 35 天左眼眼前节照相

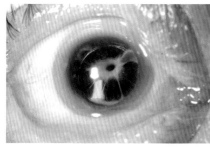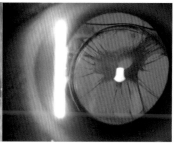

病例 28 图 5　术后 35 天右眼眼前节照相

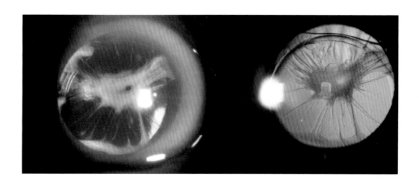

病例 28 图 6　术后 54 天右眼眼前节照相

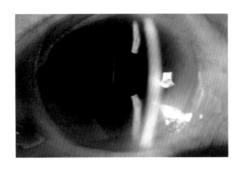

病例 28 图 7　二次手术术后 14 天右眼眼前节照相（2013-10-12）

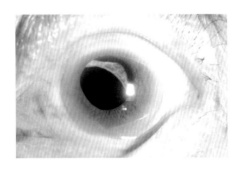

病例 28 图 8　左眼术后 2 月余眼前节照相

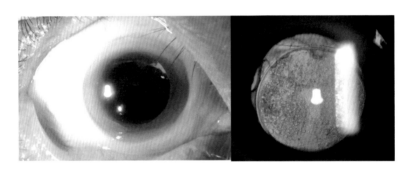

病例 28 图 9　右眼术后 1 年 10 个月余眼前节照相

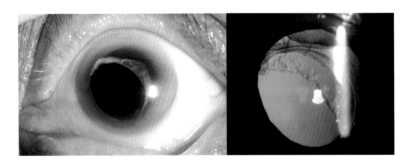

病例 28 图 10　左眼术后 2 年眼前节照相

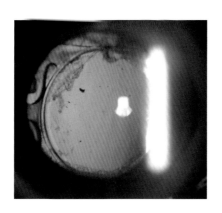

病例 28 图 11　右眼后囊膜 Nd ： YAG 激光术后

三、病例分析

1. 诊断　患者散瞳后检查，"囊袋收缩综合征""后发性白内障"诊断明确。

2. 治疗　该患者经过长期随访，双眼前后发生囊袋收缩，前囊口逐渐缩小混浊遮挡瞳孔区导致视力下降，如囊袋完整，则考虑行囊袋松解术，同时观察后囊膜混浊情况，术中应注意囊袋受力均衡情况，避免各方向牵引力不均匀导致人工晶状体脱位的发生。

3. 讨论　囊袋收缩综合征发生的最常见的原因为撕囊直径过小、术后炎症反应及其他各种原因，激活前囊下的晶状体上皮细胞纤维化生，导致前囊膜收缩。此外，合并全身性疾病如糖尿病、免疫系统疾病，以及眼部疾病，如葡萄膜炎、青光眼、囊膜剥脱综合征、病理性近视等患者为该病的高发人群。本例患者为青光眼，同时合并多年的糖尿病病史，由于血-房水屏障的破坏导致白内障术后炎症反应较重，从而诱发囊袋收缩，且急性发作期后的左眼较右眼发生时间更早，症状更加明显。

目前尚无有效的方法预防囊袋收缩，一旦发生囊袋收缩综合征，可采用以下方法进行治疗：当撕囊直径大于 3.5mm，且不伴有人工晶状体明显偏位时，不需处理，可定期观察；当撕囊面积缩小至小于瞳孔区面积且伴前囊纤维化时，可行前囊 Nd ： YAG 激光四象限放射状切开；严重囊袋收缩，前囊纤维化增生明显，原撕囊口消失且伴严重的人工晶状体偏位，可行手术前囊膜切开并调整人工晶状体至正位。如果已发生悬韧带断裂、人工晶状体脱位，可行人工晶状体囊袋复合体取出联合玻璃体切割术，一期或二期植入前房型或悬吊式人工晶状体。本例患者来诊时，左眼前囊口已闭合消失，直接行手术治疗，术后人工晶状体有轻度脱位，观察 2 年病情稳定；右眼在患者第一次就诊时，前囊口直径 3 ～ 4mm，可行 Nd ： YAG 激光切开，

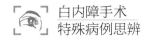

由于患者个人原因，导致前囊收缩逐渐加重，最终行手术治疗，术后 1 年 10 个月前囊未见收缩，人工晶状体无明显脱位，后囊膜混浊行 Nd ： YAG 激光切开效果良好。

　　对于合并有发生囊袋收缩综合征高危因素的患者进行相应的处理可以降低该病的发生率，如术中注意操作轻柔，减少对虹膜和悬韧带的损伤，适当扩大撕囊直径（5.0 ~ 6.0mm），彻底清除前囊下的晶状体上皮细胞，术后适当应用皮质类固醇激素及前列腺素 E 类药物积极控制炎症反应等。对于已发生囊袋收缩综合征的患者，选择适当的治疗方案和治疗时机尤为重要，避免由于各种客观原因延误病情的治疗。

（李　琰　济南明水眼科医院）

病例 29　囊袋阻滞综合征

一、病例介绍

　　患者信息：女性，57 岁，主因"左眼逐渐视物不清 3 个月"就诊。

　　现病史：患者于 3 个月前无明显诱因出现左眼视物不清，无眼痛、眼胀、虹视及视物变形等伴随症状，未诊治，视物不清渐加重，遂来我院就诊，门诊诊断为"囊袋阻滞综合征（左），后发性白内障（左）"收入院治疗。

　　既往史：5 年半前因"玻璃体积血（左），牵拉性视网膜脱离（左），增生性糖尿病性视网膜病变（双）"在我院行左眼玻璃体切割＋硅油注入术。5 年前因"硅油填充眼（左），老年性白内障（双）"在我院行左眼微创硅油取出＋白内障摘除＋人工晶状体植入术。糖尿病病史 20 余年，药物治疗（具体药物不详），血糖控制欠佳。高血压病史 15 年，药物治疗（具体药物不详），血压控制稳定。家族史、个人史无特殊。

二、诊疗经过

1. 术前眼科检查

（1）眼专科检查见病例 29 表 1。

病例 29 表 1　眼专科检查

	右眼（OD）	左眼（OS）
视力	0.4	0.12
眼压	13mmHg	17mmHg
结膜	无充血	无充血
角膜	透明	透明
前房	适中，房水清	适中，房水清
虹膜	纹理清晰，无萎缩	纹理清晰，无萎缩
瞳孔	圆，直径约 3mm，光反射正常	圆，直径约 3mm，光反射正常
晶状体	混浊（+）	人工晶状体居中、透明，后囊膜可见厚薄不均的白色机化组织和 Elsching 珠样小体（病例 29 图 1）
玻璃体	轻度混浊	窥不清
眼底	模糊可见视盘边界清、颜色淡，动静脉走形大致正常，视网膜散在陈旧激光斑，黄斑中心反光不明	窥不清

（2）眼部 B 超：右眼玻璃体内少量混浊，玻璃体不全后脱离，左眼玻璃体切割术后所见，后极部球壁毛糙（病例 29 图 2）。

（3）UBM：左眼前房中央深度约 3.75mm，前房内探及条状回声，上方房角关闭，余方向房角形态大致尚可，上方睫状体下探及斑片状回声（病例 29 图 3）。

（4）眼前节 OCT 检查见病例 29 图 4。

（5）角膜内皮镜：左眼 CD2370 CV24。

（6）黄斑 OCT：双眼黄斑区视网膜反射不均匀。

（7）FFA：糖尿病性视网膜病变（双），眼底激光后（双）。

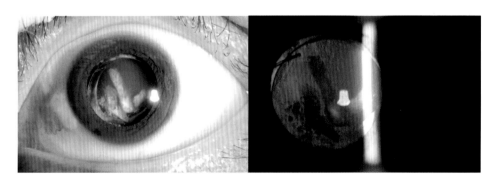

病例 29 图 1　左眼眼前节照相

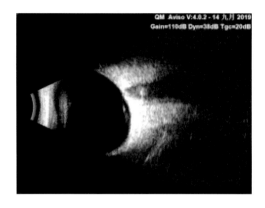
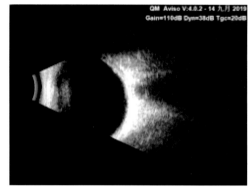

病例 29 图 2　眼部 B 超

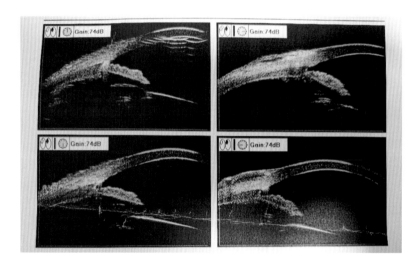

病例 29 图 3　超声 UBM

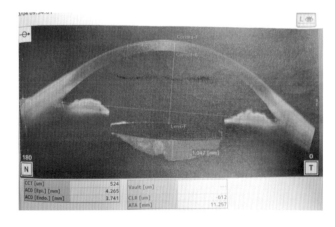

病例 29 图 4　眼前节 OCT

2．临床诊断

（1）囊袋阻滞综合征（左）。

（2）后发性白内障（左）。

（3）人工晶状体眼（左）。

（4）玻璃体切除术后（左）。

（5）老年性白内障（右）。

（6）糖尿病性视网膜病变（双）。

（7）糖尿病。

（8）高血压。

3．治疗　患者入院后给予左氧氟沙星眼药水点双眼抗炎治疗，完善术前检查及排除手术禁忌证，在神经阻滞麻醉下行左眼晶状体后囊膜切开联合残余皮质吸出术。术中切除后囊膜中央约 3mm×3mm，并吸出乳糜样液体。术后第 1 天：左眼视力 0.5，眼压 13mmHg，结膜充血，鼻上方巩膜缝线在位，角膜透明，前房适中，房水闪辉，瞳孔圆，光反射正常，人工晶状体居中、透明，后囊中央缺如（病例 29 图 5），眼底见视盘边界清、颜色淡，动静脉血管细，视网膜散在陈旧激光斑，黄斑中心反光不明。给予抗生素、激素眼药水点眼。术后第 9 天左眼视力 0.4，眼压 21mmHg，继续用药，逐渐减量。术后 1 个月，左眼视力 0.4，眼压 16mmHg。

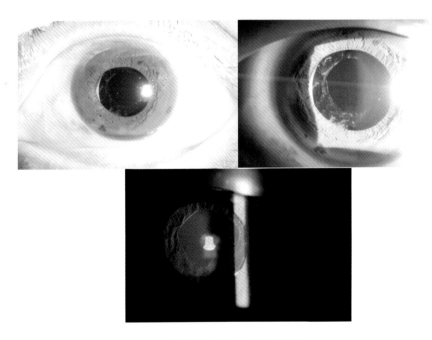

病例 29 图 5　眼前节照相

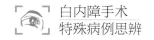

三、病例分析

1. 诊断　患者散瞳后检查及眼前节 OCT 所见，"囊袋阻滞综合征"诊断明确。

2. 治疗　可考虑 Nd ∶ YAG 激光后囊截开治疗，但人工晶状体与后囊间物质在眼内自行吸收需一定时间，且该患者同时患有糖尿病视网膜病变，吸收较慢且易诱发葡萄膜炎、继发性青光眼等并发症，故选择手术清除较为合适。

3. 讨论　囊袋阻滞综合征（capsular block syndrom，CBS）是一种与撕囊有关的术后并发症，当撕囊十分规整，但撕囊直径小于人工晶状体光学直径时，因人工晶状体隆起堵住前囊膜开口，造成嵌闭，此时囊袋内可有大量积液使囊袋膨大，其结果是向后凸入玻璃体（后囊膜），向前压迫瞳孔（前囊膜）造成瞳孔阻滞性青光眼发生。术后发生囊袋阻滞综合征的时间，最早可在术后第一天发生[1]。Miyake 等[2] 根据时间将 CBS 分为术中、术后早期、术后晚期三类。术中 CBS 多见于水分离过程中前房变浅，晶体前移，阻塞连续环形撕囊（continuous circular capsulorhexis，CCC）开口，术后早期 CBS 多见于术后第 3 ~ 14 天内，CCC 开口被 IOL 光学面阻塞，透明液体充满囊袋内，其原因可能为术终时囊袋内残存部分粘弹剂，使囊袋内压力增高，IOL 光学部前移，加重了与 CCC 开口的紧密接触，进而推挤虹膜使前房变浅，屈光度改变，甚至继发青光眼。术后晚期 CBS 可发生于术后数月至数年，后囊下多见乳白色液体积聚，其发生原因可能和多个因素有关[3, 4]。CCC 开口处纤维化，使前囊膜与 IOL 光学区紧贴，阻塞开口，使整个囊袋密闭，可能是造成术后晚期 CBS 的主要原因。Miyake 等[2, 3, 5]曾对术中抽吸出的液体进行细胞分析，结果发现液体中包含了坏死或凋亡的晶状体上皮细胞和胶原，提示晶状体上皮细胞的增生、坏死及其代谢产物，可能是囊袋内液体的主要来源。

迟发性型 CBS 发生在术后数月或数年，一般没有眼压升高、前房变浅，有轻度或没有近视性屈光改变，多伴有后发性白内障。IOL 与后囊膜之间间隙明显增大，后囊膜向后膨出，可被灰白色乳糜状或半透明液体填充，被称作液体性后发性白内障[6]。发生液化性后发障的原因有三：①撕囊直径过小，边缘纤维化后易与 IOL 相贴，使囊袋封闭；②残余晶体上皮细胞化生、增生，产生许多胶原及细胞外基质积存于囊袋内或是上皮细胞坏死凋亡后自溶[7]；③渗透压差促使房水渗入囊袋内。

对于本例患者而言，白内障术后 5 年，存在后发性白内障，且人工晶状体与后囊之间积存乳糜样液体，考虑为迟发性 CBS。可能因其过程发展缓慢，囊袋向后扩张，后囊膜膨出代偿了积存乳糜样液体对人工晶状体向前的推力，因此没有出现人工晶状体前移、虹膜膨隆、前房变浅等表现。对迟发型 CBS 的治疗多采用 Nd ： YAG 激光囊袋切开术 [8]，但此患者左眼后囊膜可见厚薄不均的白色机化组织和 Elsching 珠样小体，混浊较重，Nd ： YAG 激光无法将其切开，遂行左眼晶状体后囊膜切开术，并吸出乳糜样液体，术后视力稳定在 0.4 左右。

随着连续环形撕囊的兴起，白内障超声乳化术有了突飞猛进的发展，但我们术中要避免环形撕囊口过小，还要注意手术中彻底吸除粘弹剂，以避免囊袋阻滞综合征的发生。

（李　琰　济南明水眼科医院）

参考文献

[1] 姚克 . 复杂病例白内障手术学 [M]. 北京：科学技术出版社，2004：243.

[2]Miyake K，Ota I，Ichihashi S.New classification of capsular block syndrome[J]. Cataract Refract Surg，1998，24（9）：1230-1234.

[3]Namiki I，Miyake K，Ota I，et al.Localized lique fiedafter cataract[J].J Cataract Refract Surg，2003，29（1）：207-209.

[4] 徐益华 . 小切口非超声乳化术中囊袋阻滞综合征 1 例 [J]. 国际眼科杂志，2001，1（2）：22.

[5]Eifrig DE.Capsulorhex is related lacteocrumenasia[J].J Cataract Refract Surg，1997，23（3）：450-454.

[6] 周健 . 迟发型囊袋阻滞综合征一例 [J]. 眼科，2008，17（2）：143.

[7]Davison JA. Capsular bag distension after endophacoemulsification and posterior chamber intraocular lens implantation[J].J Cataract Refract Surg，1990，16：99-108.

[8] 马卫东、施玉英、菅为群，等 . 术中囊袋阻滞综合征 [J]. 眼科，2009，9：217-219.

第十三章

屈光手术后白内障

病例 30　准分子激光术后白内障

一、病例介绍

患者信息：男性，37 岁，因"左眼视物不清半年"入院。

现病史：患者于半年前无明显诱因出现左眼视物不清，强光下明显，无眼红、眼痛、眼胀、虹视及视物变形等伴随症状，未诊治，视物不清渐加重，6 天前来我院就诊，诊断为"双眼白内障"，建议患者住院行白内障手术治疗，患者要求择期，今来我院住院手术。

既往史：5 年前因"双眼屈光不正（近视）"在我院行双眼准分子激光手术治疗。否认全身疾病史。个人史和家族史无特殊。

二、诊疗经过

1. 术前眼科检查

（1）眼专科检查见病例 30 表 1。

病例 30 表 1　眼专科检查

	右眼（OD）	左眼（OS）
视力	1.0	0.8
屈光度	+0.25DS/−0.50DC×150°	验不出
眼压	13mmHg	12mmHg
结膜	无充血	无充血
角膜	透明，周边可见环形激光瘢痕	透明，周边可见环形激光瘢痕

续表

	右眼（OD）	左眼（OS）
前房	适中，房水清，KP（-）	适中，房水清，KP（-）
虹膜	纹理清晰，无萎缩	纹理清晰，无萎缩
瞳孔	圆，直径约3mm，对光反射灵敏	圆，直径约3mm，对光反射灵敏
晶状体	后囊中央混浊，右眼（+）	后囊中央混浊，左眼（++）（病例30图1）
玻璃体	轻度混浊	轻度混浊
眼底	视盘边界清，颜色正常，C/D 0.5，视网膜平伏，呈豹纹状改变，黄斑区窥不清	视盘边界清，颜色正常，C/D 0.5，视网膜平伏，呈豹纹状改变，黄斑区窥不清（病例30图2）

（2）角膜内皮镜：右眼 CD2841 CV23，左眼 CD2203 CV32。

（3）黄斑 OCT：双眼黄斑区视网膜各层反射均匀（病例30图3）。

（4）眼部 B 超：双眼玻璃体轻度混浊（病例30图4）。

（5）生物学测量结果（病例30图5）。

（6）角膜地形图（左眼）（病例30图6至病例30图8）；波前像差（i-trace）（病例30图9）。

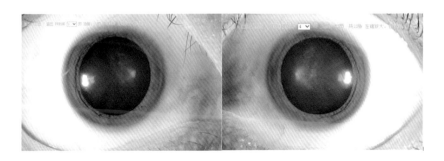

病例30图1 双眼眼前段照相可见双眼角膜残留激光瘢痕，晶状体后囊混浊

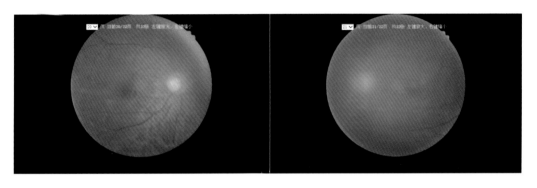

病例30图2 双眼眼底彩照

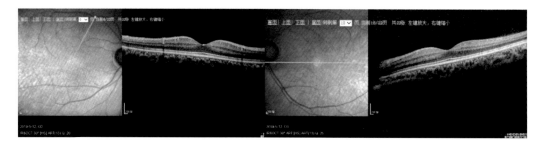

病例 30 图 3　双眼黄斑 OCT

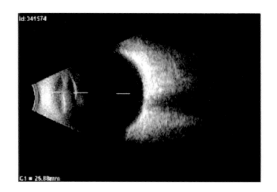

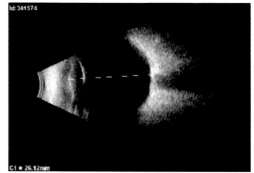

病例 30 图 4　双眼眼部 B 超

病例 30 图 5　双眼生物测量结果（IOL Master）

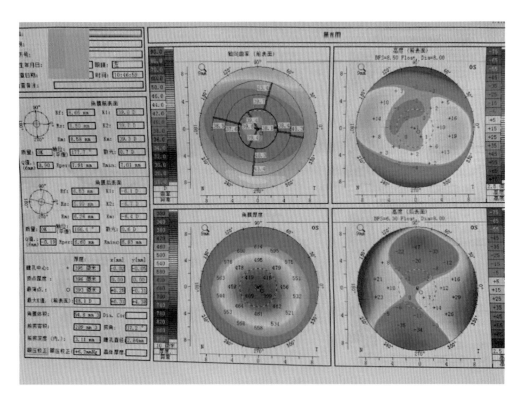

病例 30 图 6　左眼角膜地形图（屈光四图）

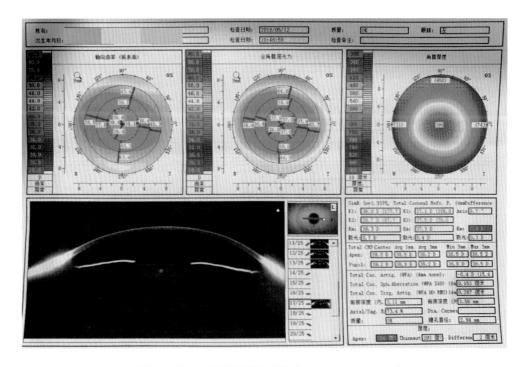

病例 30 图 7　左眼角膜地形图（Cataract Pre-OP）

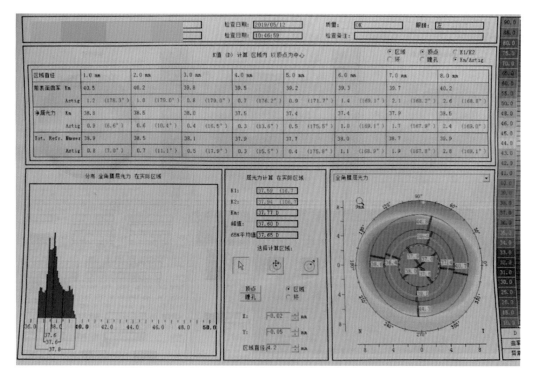

病例 30 图 8　左眼角膜地形图（屈光力分布）

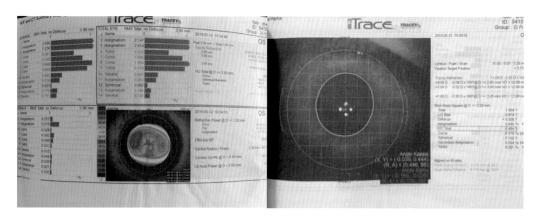

病例 30 图 9　左眼 i-trace 检查结果

2. 诊断

（1）双眼白内障。

（2）双眼准分子激光术后。

3. 治疗　患者入院后完善全身检查，排除手术禁忌证，于 2019 年 5 月 19 日在局部麻醉下行左眼飞秒激光辅助的白内障超声乳化摘除＋人工晶状体植入＋后囊撕囊术，术中行后囊撕囊预防后发性白内障，手术过程顺利，植入三焦点人工晶状体（AT LISAtir839MP +20.0D）一枚（病例 30 图 10）。术后第 1 天复查：诉视物不清，左眼远视力 0.25 矫正 0.8，中视力 0.5，近视力 0.5，验光 0.75DS/−0.75DC×20°，眼压 14mmHg，角膜透明。人工晶状体居中透明。带抗菌消炎滴眼液出院暂观察，门诊定期复查，仍诉左眼术后视物不清，考虑患者出现的视物不清可能与植入的人工晶状体度数发生偏差有关，经重新计算人工晶状体度数后（病例 30 图 10），于 2019 年 6 月 20 日在神经阻滞麻醉下行左眼人工晶状体置换手术，更换植入三焦点人工晶状

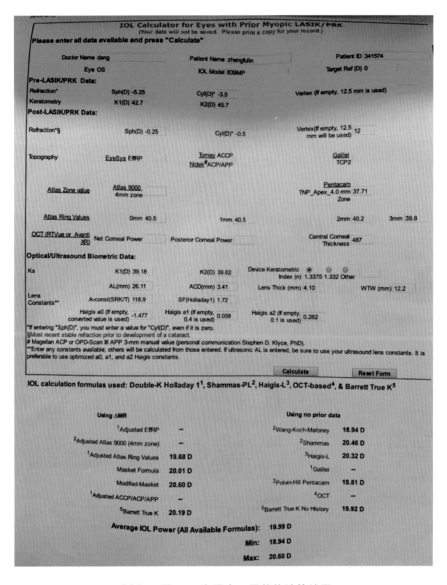

病例 30 图 10　左眼人工晶状体计算结果

体（AT LISAtir839MP +18.5D）一枚,手术过程顺利,术后第 1 天复查:左眼远视力 1.0,
中视力 0.8,近视力 0.63,验光:+0.50DS/–0.50DC×30°,眼压 10mmHg,角膜透明。
人工晶状体居中、透明。术后定期复查。患者于 2019 年 11 月 1 日来我院行右眼白
内障手术,完善术前眼部检查（角膜地形图、眼前节 OCT、测算人工晶状体度数等）
（病例 30 图 11 至病例 30 图 15）,全身检查无明显手术禁忌证,于 2019 年 11 月 2
日在局麻下行右眼飞秒激光辅助的白内障超声乳化摘除＋人工晶状体植入术,手术
顺利,植入三焦点人工晶状体（AT LISAtir839MP +19.0D）一枚,术后第 1 天复查:
右眼远视力 1.2,中视力 1.2,近视力 1.2,验光 +0.25DS,眼压 15mmHg,角膜透明。
人工晶状体居中、透明。

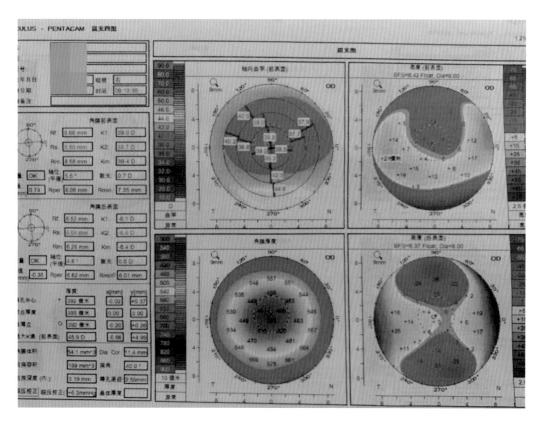

病例 30 图 11　右眼角膜地形图（屈光四图）

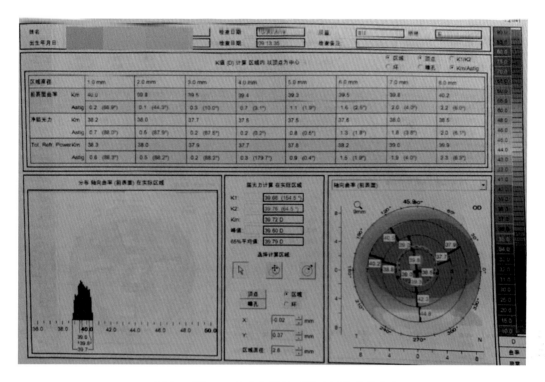

病例 30 图 12　右眼角膜地形图（屈光力分布）

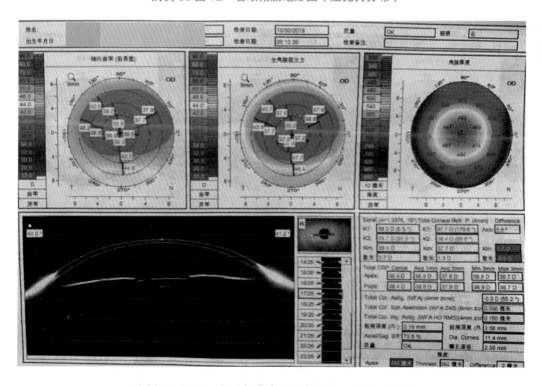

病例 30 图 13　右眼角膜地形图（Cataract Pre-OP）

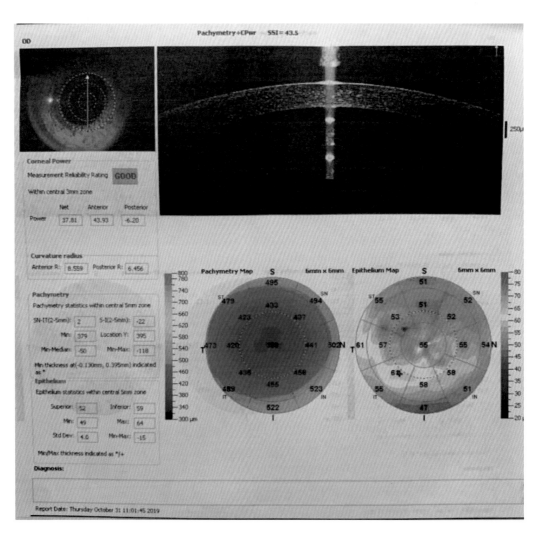

病例 30 图 14　右眼前节 OCT

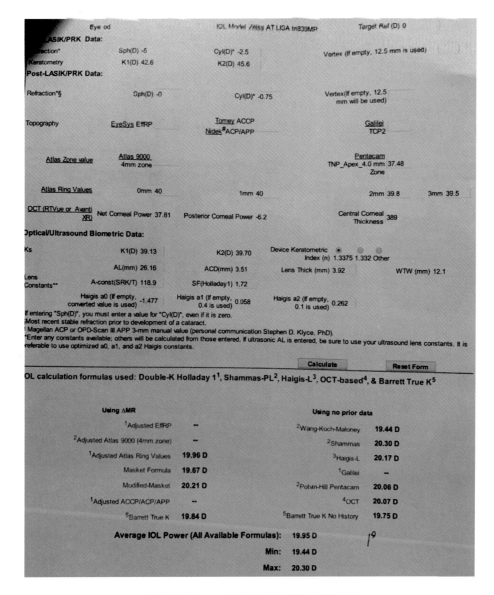

病例 30 图 15　右眼人工晶状体计算结果

三、病例分析

1. 诊断　患者"LASIK 术后""白内障"诊断明确。

2. 治疗　患者白内障影响视力及生活，具备手术指征，年轻患者在选择人工晶状体类型方面要与患者充分沟通日常需求和用眼习惯，选择最符合用眼习惯和尽可能满足用眼需求的功能性人工晶状体。该患者 37 岁，正处于多种用眼需求的阶段，且曾行角膜屈光手术，对脱镜要求高，故三焦点人工晶状体是手术当时最优选择。

角膜屈光手术后人工晶状体度数计算一直是个难题，需要与患者充分沟通，指出有测算误差所致的更换度数的可能。

3. 讨论　对于 LASIK 术后白内障患者而言，以往的第三代公式，由于角膜屈光力改变可影响计算而导致患者术后出现远视误差[1]，因此这类患者植入多焦点人工晶状体需仔细商榷；但若患者眼部条件良好、家庭经济不受影响、脱镜意愿强烈且能理解并接受术后可能存在的屈光误差[7]，我们也可尝试。尤其是近年来 Haigis-L、Shammas、Barrett True-K 等公式在 LASIK 术后的白内障患者的 IOL 度数计算中均表现出良好的预测性[2]，都为我们和患者增加了信心，使用 Barrett True-K 公式或者 ASCRS（american society of cataract and refractive surery）线上计算器包括 Haigis-L、Shammas 等公式更具优势。对于 LASIK 术后的白内障患者行白内障手术前需使用多重公式反复计算比较人工晶状体度数，通常情况下选择中间值。

本例患者术后出现近 1.0D 近视，影响明显。有研究表明，Haigis-L 公式中角膜曲率的矫正仍基于大样本回归计算，非实际测量，缺乏个性化，因而在个别病例中可能产生较大的误差；且它在多种研究中均有较大的预测误差出现，说明其准确性仍有不足[2]。也有研究表明，LASIK 术后的白内障患者使用 Potvin-Hill 和 Barrett True-K No History 公式是计算人工晶状体度数的最合适公式。[3]

对于 LASIK 术后白内障患者应在术前进行良好沟通，降低患者术后预期，术前进行多次、多公式人工晶状体度数计算，反复核对、检查一致性；并根据患者眼部条件、需求、经济状况个性化选择多功能人工晶状体。

（穆延潇　济南明水眼科医院）

参考文献

[1]Wong CW，Yuen L，Tseng P，et al.Outcomes of the Haigis-L formula for calculating intraocular lens power in Asian eyes after refractive surgery[J].Journal of cataract and refractive surgery，2015，41（3）：607-612.

[2]Pedrotti E，Bruni E，Bonacci E，et al.Comparative analysis of the clinical outcomes with a monofocal and an extended range of vision intraocular lens[J].Joumal of refractive surgery，2016，32（7）：436-442.

[3]Palomino-Bautista C，Gonzafilez D，Sanchez-Jean R，et al.Refractive

predictability and visual outcomes of an extended range of vision intraocular lens in eyes with previous myopic laser in situ keratomileusis[J].European journal of ophthalmology, 2019, 6 : 593-599.

第十四章

白内障术后青光眼

病例 31　白内障术后色素播散性青光眼

一、病例介绍

患者信息:男性，41岁，因"右眼白内障术后视力降低，眼胀不适27天"入院。

现病史:患者于1年前在当地医院行"右眼白内障超声乳化＋人工晶状体植入术"，术后视力降低，眼部反复不适，眼胀，曾就诊于多家医院，眼压35～41mmHg波动，裂隙灯和眼底OCT检查未见异常，诊断"白内障IOL术后，继发性青光眼"，先后用"普拉洛芬、左氧氟沙星、噻吗心安、苏为坦、派立明、尼莫克司"及口服维生素等治疗。药物治疗后效果不佳。

既往史:既往体健。否认全身疾病史。个人史和家族史无特殊。

二、诊疗经过

1. 术前眼科检查

（1）眼专科检查见病例31表1。

病例31表1　眼专科检查

	右眼（OD）	左眼（OS）
视力	0.1	1.0
眼压	36mmHg	12mmHg
结膜	睫状充血	无充血
角膜	透明，KP（++）	透明
前房	适中，房水闪辉（++）	适中，房水清

续表

	右眼（OD）	左眼（OS）
虹膜	纹理清晰，无萎缩	纹理清晰，无萎缩
瞳孔	圆，直径约 3mm，光反射正常	圆，直径约 3mm，光反射正常
晶状体	人工晶状体位置正	透明
玻璃体	轻度混浊	轻度混浊
眼底	视盘边界清、颜色淡，动静脉走形大致正常，黄斑中心反光可见	视盘边界清、颜色淡，动静脉走形大致正常，黄斑中心反光可见

（2）前房角镜检查：右眼房角呈现大量色素沉积，房角组织被遮蔽（病例31图1）。

散瞳后见瞳孔散大约8mm，圆，前后囊膜完整，前囊膜白色纤维化，后囊膜透明，IOL水平位，为一片式黄色晶体，颞侧襻和光学部在囊袋内，鼻侧在囊袋外，做了眼前节OCT和彩照检查（病例31图2，病例31图3）。

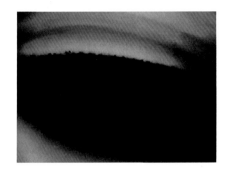

病例31图1　前房角镜检查

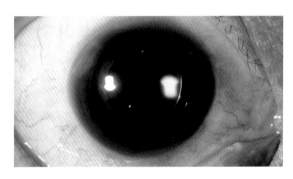

病例31图2　散瞳后眼前节照像

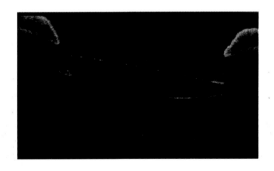

病例31图3　眼前节OCT图像：① IOL 直角边缘；
② IOL 位于囊袋之外；③ IOL 位于囊袋外

2．诊断

（1）色素播散性青光眼（右）。

（2）人工晶状体囊袋夹持（右）。

（3）虹膜睫状体眼（右）。

（4）人工晶状体眼（右）。

（5）屈光不正（右）。

3．治疗　患者入院后将病情和治疗方案与患者充分沟通，患者接受 SLT 治疗，即刻行 180° 激光小梁切开，治疗 1 小时后眼压 18mmHg。嘱双氯芬酸钠眼药水 4 次 / 日点眼，马来酸噻吗洛尔滴眼液 2 次 / 日点眼，完善术前检查及排除手术禁忌证，在局麻下行 IOL 置换术，手术中仔细分离粘连的囊袋，将一片式人工晶状体植入完整的囊袋内，充分冲洗前房，水密切口。术后 2 小时，眼压 35mmHg，切口放液，口服醋甲唑胺，之后每 4 小时测眼压，在 21 ~ 25mmHg，未特殊处理。术后第 1 天，右眼视力 0.8，眼压 28mmHg，角膜透明，前房深，房水（＋），瞳孔圆，IOL 在位。患者自述无不适。表麻下辅助切口放液降眼压，醋酸泼尼松龙滴眼液 3 次 / 日、普拉洛芬滴眼液 4 次 / 日、左氧氟沙星滴眼液 4 次 / 日、马来酸噻吗洛尔滴眼液 2 次 / 日点眼治疗，眼压波动于 20 ~ 23mmHg。术后 2 周，停用激素类眼药。术后 1 个月，眼压降至 15mmHg，停用降眼压药物。之后多次随访，视力 0.8，眼压 13 ~ 15mmHg。2017 年 8 月 22 日最后一次复查，右眼视力 1.0，眼压 13mmHg，角膜透明，前房正常，瞳孔圆，散瞳后 IOL 位于囊袋内，视盘边界清，颜色略淡，C/D ＝ 0.4（术后彩照和 OCT 见病例 31 图 4，病例 31 图 5）。

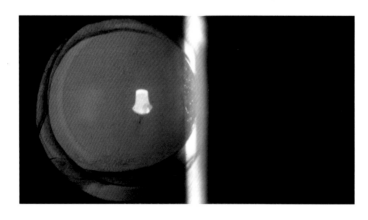

病例 31 图 4　IOL 位置照片示 IOL 位于囊袋内

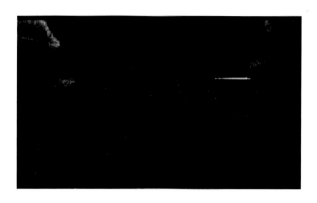

病例 31 图 5　术后前节 OCT 示 IOL 位于囊袋内

三、病例分析

1. 诊断　通过房角镜检查和散瞳检查,"色素性青光眼"和"人工晶状体囊袋夹持"诊断明确,因此需要再次强调基本检查的重要性。

2. 治疗　色素播散性青光眼是由大量的色素沉积、阻塞小梁网,造成房水排除受阻。该患者的原因应与手术有关：一是 IOL 放置不当,一襻位于囊袋,另一襻位于睫状沟,在囊袋外的襻和光学部与虹膜后面的色素层相接触,形成色素的脱落;二是患眼所植入的 IOL 为方直角边缘设计,襻和光学部的前后边缘均为 90°,这种相对锐利的边缘更容易产生上皮的摩擦脱落。同时患者 IOL 测算不准确,术后屈光不正。故符合人工晶状体置换手术指征。

3. 讨论　白内障术后眼压升高主要有以下几方面[1]：①粘弹剂的残留：多发生于术后早期,且随粘弹剂的代谢排出,会逐步消失的,而该患者是术后 7 天才发生眼压升高的,这个原因可以排除。②激素性高眼压：尤其是术后局部应用长效强力的地塞米松眼药后出现概率较高,院外就诊医院也考虑激素性高眼压,故停用了激素类药物,改非甾体类,并加用降眼压药物,但一般激素性高眼压在停用激素,加用降眼压药物后眼压会逐渐好转,而该患者的眼压基本没有变化,值得进一步探讨。另外,手术损伤因素,该患者眼前节表现完好,手术记录也没有术后出血的记载,可以排除。

色素播散与 IOL 前表面和虹膜后面的色素层接触有关[2, 3],如果是直角方锐边缘,其产生的摩擦会加重,再选择新的 IOL 时前部边缘圆顿光滑应该是有益的;另如术中能重新打开囊袋,将 IOL 襻和光学部植入囊袋内,应该是最佳的效果。本病例原始手术过程我们不清楚,长期刺激性炎症,囊袋纤维化、粘连,且由于约 1/2

的光学部在囊袋外，可能使该部分的前后囊膜粘连加重，增加手术难度；如果术中发现囊袋无法重新打开，或粘连收缩无法囊袋内植入，则需要睫状沟植入 IOL。此时，三片式圆方边缘的 IOL 为首选，所以，该患者术前需要准备一片式 IOL、三片式 IOL、囊袋张力环，术中视情况决定植入哪种类型。手术可以让附着的色素冲洗掉，但冲洗只是小梁网表面的附着物，嵌入到小梁网内的的阻塞物是冲洗不掉的，同时手术时会产生新的组织损伤，加之粘弹剂的弥散作用，也会阻塞小梁网，所以术后眼压有可能会升高，但病因只要解除，眼压会比较好控制的。

本病例有以下四点值得反思：①白内障不是所谓的三分钟、五分钟的小手术，速度代替不了质量，马虎更创造不出品质。认真、规范、细致才是医生健康成长之路的基石。②白内障围术期的检查、测量、数据判读和医患沟通是获取良好术后视觉质量的必备条件，检测的不规范致使检测结果出现误差，或人工读取数据出现错误，会直接导致 IOL 计算度数错误，术后的目标视力的降低，对患者是一种痛苦，一种不满意的术后效果对医生自身也有可能造成不必要的麻烦。③疾病的诊疗规范是其诊断、治疗的守则，白内障手术相关的问题做散瞳检查，查看 IOL 的位置和特性，青光眼的诊断不能忽视房角镜的检查，这些基础操作是仪器检查不可替代的。④当临床上诊断或治疗遇到迷芒的时候，静心思考，重新从基础做起，从头开始，不失为一种有效的切入方法。

（段　练　山东第一医科大学第一附属医院）

参考文献

[1]Detry-Morel ML，Van Acker E，Pourjavan S，et al.Anterior segment imaging using optical coherence tomography and ultrasound biomicroscopy in secondary pigmentary glaucoma associated with in-the-bag intraocular lens[J].J Cataract Refract Surg，2006，32（11）：1866-1869.

[2]Chang SH，Wu WC，Wu SC.Late-onset secondary pigmentary glaucoma following foldable intraocular lenses implantation in the ciliary sulcus：a long-term follow-up study [J].BMC Ophthalmol，2013，13（1）：22.

[3] 任泽钦，侯宪如 . 色素播散综合征一例 [J]. 中华眼科杂志，2007，43（5）：463-464.

第十五章

白内障合并眼底病

病例 32　白内障合并黄斑前膜

一、病例介绍

患者信息：男性，58 岁，主因"右眼视物不清 1 年余，伴视物变形 6 个月余"入院。

现病史：患者于 1 年前无明显诱因出现右眼视物不清，伴进行性加重，无眼痛、眼胀，无头痛、头胀，无恶心、呕吐，就诊于当地医院，诊断为"双眼白内障"，未治疗；6 个月前患者右眼视物不清加重伴视物变形，3 天前就诊于当地医院，诊断为"右眼黄斑前膜、双眼白内障"，建议手术治疗。患者为求进一步治疗，于我院就诊，门诊以"双眼白内障、右眼黄斑前膜"收入院。

既往史：既往"近视"30 余年，戴镜矫正；"脂肪肝"病史 9 个月，未治疗。否认"高血压、糖尿病、冠心病"等慢性病病史。否认肝炎及结核等传染病史及密切接触史。否认重大手术、外伤史及输血史。否认食物及药物过敏史。预防接种史不详。

二、诊疗经过

1. 术前眼科检查结果

（1）眼专科检查见病例 32 表 1。

病例 32 表 1　眼专科检查

	右眼（OD）	左眼（OS）
视力	0.1（矫正无助）	0.3（矫正 1.0）
验光	−3.25DS/−0.75DC×125°	−2.50DS/−0.87DC×157°
眼压	16mmHg	16mmHg

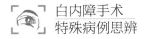

续表

	右眼（OD）	左眼（OS）
结膜	无充血	无充血
角膜	透明	透明
前房	前房中深，房水清	前房中深，房水清
虹膜	纹理清，无萎缩	纹理清，无萎缩
瞳孔	圆，直径约3mm，光反射正常	圆，直径约3mm，光反射正常
晶状体	混浊（C2N2P2）	轻度混浊（C1N1P0）
玻璃体	轻度混浊	轻度混浊
眼底	视盘色润界清，视网膜在位，黄斑区可见金箔样反光，网膜未见明显出血及渗出	视盘色润界清，视网膜在位，网膜未见明显出血及渗出

（2）眼底照相（病例32图1）：右眼视盘色润界清，后极部视网膜金箔样反光，后极部血管迂曲，未见明显出血；

（3）B超（病例32图2）：右眼玻璃体轻度混浊，玻璃体腔内条带状高回声，光带连续，后运动明显。

（4）黄斑OCT（病例32图3）：右眼黄斑区视网膜前高反射信号，神经上皮层弥漫性增厚（中心凹厚度为563μm）。

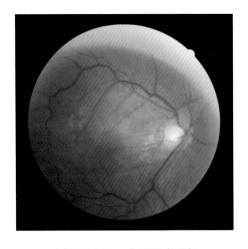

病例32图1　右眼眼底照相

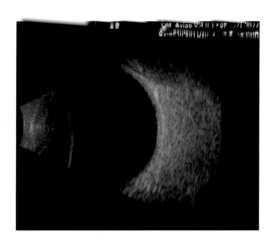

病例 32 图 2　右眼眼部 B 超

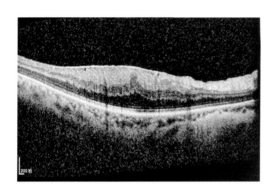

病例 32 图 3　右眼黄斑 OCT

2．初步诊断

（1）右眼黄斑前膜。

（2）双眼老年性白内障。

（3）双眼屈光不正。

（3）右眼玻璃体后脱离。

（4）双眼玻璃体混浊。

（5）脂肪肝。

3．治疗　入院后完善术前检查，在局部麻醉下行右眼白内障超声乳化吸出＋人工晶状体植入术＋玻璃体切割＋黄斑前膜撕除术。术后第 3 天：右眼裸眼视力 0.15；眼压 11mmHg；眼底：右眼视盘色润界清，黄斑区轻度水肿，血管迂曲较前改善（病例 32 图 4）；黄斑 OCT：右眼黄斑水肿减轻（中心凹厚度为 510μm）（病例 32 图 5）。术后 3 个月：右眼裸眼视力 0.15，矫正视力 –3.50DS＝0.6；眼压 16mmHg；黄斑

OCT：右眼黄斑水肿减轻（中心凹厚度为 378μm）（病例 32 图 6）。

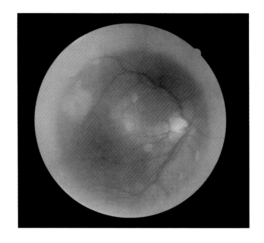

病例 32 图 4　右眼术后 3 天眼底照相

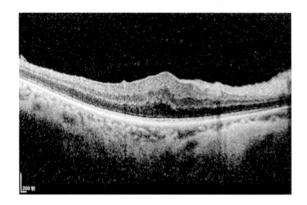

病例 32 图 5　右眼术后 3 天黄斑 OCT

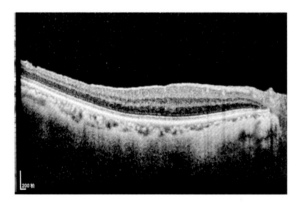

病例 32 图 6　右眼术后 3 个月黄斑 OCT

二、病例分析

1. 诊断　患者为中年男性，否认既往眼部病史，症状、体征及辅助检查结果明确，"右眼白内障及右眼黄斑前膜"诊断明确。

2. 治疗　患者右眼晶状体混浊，右眼黄斑区视网膜前高反射信号，现右眼视物不清及视物变形，右眼白内障及黄斑前膜诊断明确，具备手术指征。单纯行白内障手术无法改善眼底病变，导致术后视力无法提高，本患者行右眼白内障超声乳化吸除＋人工晶状体植入＋玻璃体切割＋黄斑前膜撕除术，人工晶状体计算方面，因双眼近视多年，为达到双眼平衡，患者右眼目标屈光度为 −2.5D，术中植入 SN60WF+16.5D 人工晶状体，术后患者视力提高，视物变形消失。

3. 讨论　特发性黄斑前膜的发病原因不明确，可能与视网膜缺血、玻璃体后脱离有关，本例患者无特殊系统疾病，考虑黄斑前膜与玻璃后脱离有关，局部玻璃体附着处视网膜内界膜产生裂隙，导致细胞移行、聚集、增生而形成膜，膜收缩牵拉使血管扭曲，神经上皮层增厚，视网膜内层皱褶，纤维膜覆盖，可以造成一定程度视力下降及视物变形。黄斑前膜可分为 3 期[1]：0 期：视网膜前膜完全透明，内层视网膜没有变形，视网膜前呈玻璃纸样反光；Ⅰ 期：表现为视网膜前膜呈皱缩性玻璃纸样改变，视网膜内集聚不规则小皱褶，视网膜皱褶呈放射状，有时可出现视网膜小的出血，视网膜水肿。黄斑前膜是否影响视力，取决于黄斑中心凹的形态及其对黄斑厚度的影响，本患者术前黄斑中心凹厚度明显增厚，达到 563μm，中心凹的正常形态消失，明显影响视力，引起视物变形。

本患者行右眼白内障超声乳化吸除＋人工晶状体植入术＋玻璃体切割＋黄斑前膜撕出术后最佳矫正视力明显改善，然而术后验光 −3.50DS，提示术后发生近视偏移。研究发现玻璃体切割术后自然晶状体和人工晶状体眼均发生近视漂移，黄斑前膜、黄斑裂孔或视网膜脱离患者行白内障超声乳化摘除＋人工晶状体植入术后也均表现为近视漂移[2]，这与我们的术后结果一致。引起玻璃体切割术后近视漂移的原因很多，包括：①屈光指数的变化，玻璃体切割术后房水替代玻璃体会产生 −0.13D ～ −0.5D 的近视漂移[3]；②眼轴的影响：眼轴测量的方法主要为超声或光学测量本身即存在测量误差，使用超声测量眼轴长度，其数值很可能被低估，导致术后近视漂移；IOL-master 从理论上避免了黄斑厚度变化导致的测量误差，但实际操作中术后 IOL 替代了自然晶状体及房水替代了玻璃体无法评估真实的眼轴变化[4]。③眼内气体填充，气体向前房方向顶压，导致晶状体或 IOL 更靠前，进而引起术后近视改变[5]。

与单纯白内障患者相比，黄斑前膜合并白内障患者行前后节联合手术前 IOL 屈光度计算的准确性具有重要的意义，术前需要综合多因素对患者进行个性化的人工晶状体屈光度设计。

（张　悦　山东第一医科大学第一附属医院）

参考文献

[1] 张慧蓉，王薇. 特发性黄斑前膜 [J]. 中国实用眼科杂志，1997，15（10）：609.

[2]Lee DK，Lee SJ，You YS.Prediction of refractive error in combined vitrectomy and cataract surgery with one-piece acrylic intraocular lens[J].Korean J Ophthalmol，2008，22（4）：214-219.

[3]Jeoung JW，Chung H，Yu HG.Factors influencing refractive outcomes after combined phacoemulsification and pars plana vitrectomy：results of a prospective study[J].J Cataract Refract Surg，2007，33（1）：108-114.

[4]Kojima T，Tamaoki A，Yoshida N，et al.Evaluation of axial length measurement of the eye using partial coherence interferometry and ultrasound in cases of macular disease[J].Ophthalmology，2010，117（9）：1750-1754.

[5]Suzuki Y，Sakuraba T，Mizutani H，et al.Postoperative refractive error after simultaneous vitrectomy and cataract surgery[J].Ophthalmic Surg Lasers，2000，31（4）：271-275.

病例 33　白内障合并玻璃体积血

一、病例介绍

患者信息：女性，58 岁，主因"右眼视物模糊 4 天"入院。

现病史：患者于 4 天前无明显诱因出现右眼突然视物模糊，无眼红、眼痒，无眼痛、眼胀，无头痛、头晕，无恶心、呕吐，无胸闷、气促，于当地医院诊断为"右眼底出血"，建议上级医院就诊，患者遂来我院，门诊以"右眼玻璃体积血、右眼白内障"收入院。

既往史：既往有"高血压"病史 10 余年，长期口服"硝苯地平缓释片（1 片，2 次／日）"控制血压，血压控制欠佳；3 年前因"右眼玻璃体积血、视网膜分支静脉阻塞"于我院住院治疗并行"玻璃体腔注射抗 VEGF 药物、视网膜激光光凝"治疗，术后恢复良好。

二、诊疗经过

1. 术前眼科检查结果

（1）眼专科检查见病例 33 表 1。

病例 33 表 1　眼专科检查

	右眼（OD）	左眼（OS）
视力	HM/ 眼前（矫正无助）	1.0
验光	+1.00DS/+0.75DS×89°	+0.75DS/+0.50DS×77°
眼压	15mmHg	14mmHg
结膜	无充血	无充血
角膜	透明	透明
前房	前房中深，房水清	前房中深，房水清
虹膜	纹理清，无萎缩	纹理清，无萎缩
瞳孔	圆，直径约 3mm，光反射灵敏	圆，直径约 3mm，光反射灵敏
晶状体	混浊（C2N3P1）	皮质轻度混浊（C1N1P0）
玻璃体	血性混浊	轻度混浊
眼底	窥不见	视盘色润界清，动脉细反光强，部分血管呈银丝状，未见明显出血。

（2）眼底照相（病例 33 图 1）：右眼底出血，细节窥不见；左眼视盘色润界清，动脉细反光强，部分血管呈白线状，未见明显出血。

（3）B 超（病例 33 图 2）：右眼后部玻璃体腔内均匀点状中回声。

（4）FFA（病例 33 图 3，3 年前）：右眼上下血管弓片状荧光素遮蔽，视盘旁荧光素渗漏，颞上方血管迂曲扩张，颞上方大片无灌注区。

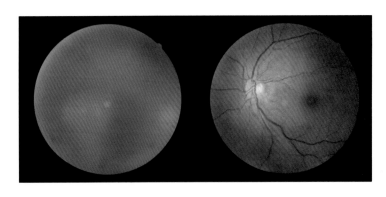

病例 33 图 1　双眼眼底照相

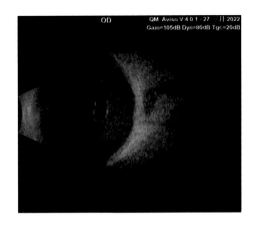

病例 33 图 2　右眼眼部 B 超

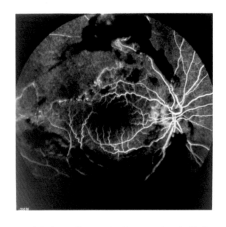

病例 33 图 3　右眼 FFA（3 年前）

2．初步诊断

（1）右眼玻璃体积血。

（2）双眼白内障。

（3）右眼视网膜分支静脉阻塞。

（4）双眼视网膜动脉粥样硬化。

（5）左眼玻璃体混浊。

（6）高血压。

3．治疗　入院后完善术前检查，结合患者既往病史，考虑右眼视网膜静脉阻塞导致玻璃积血，同时右眼白内障较重，在局部麻醉下行右眼白内障超声乳化吸出＋人工晶状体植入术＋玻璃体切割＋视网膜激光光凝术。术中明确了由视网膜静脉阻塞产生无灌注区及新生血管形成导致玻璃体积血，术后第 3 天：右眼裸眼视力 0.6，矫正无助；眼压 13mmHg；眼底：视盘色润界清，视网膜动脉细，颞上视网膜血管迂曲，部分血管白线状改变，颞上方激光斑可见（病例33图4）；黄斑OCT：右眼黄斑区未见明显增厚（病例33图5）。

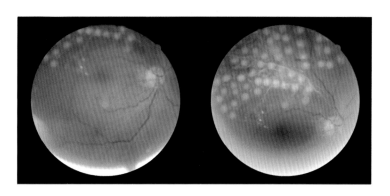

病例33图4　右眼术后3天眼底照相

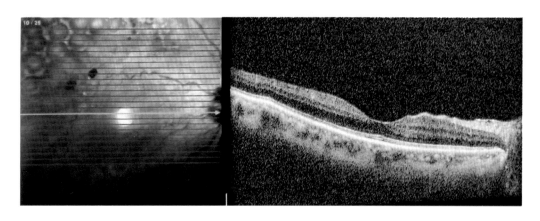

病例33图5　右眼术后3天黄斑OCT

三、病例分析

1. 诊断　患者中年女性，3年前因"右眼玻璃体积血、视网膜分支静脉阻塞"于我院住院治疗并行"玻璃体腔注射抗VEGF药物、视网膜激光光凝"治疗，根据既往病史及眼科检查，右眼玻璃体积血由视网膜分支静脉阻塞可能性大，"右眼玻璃体积血及双眼白内障"诊断明确。

2. 治疗　患者右眼晶状体混浊，右眼玻璃体积血，视力下降显著，具备手术指征。单纯行白内障手术无法改善眼底病变，导致术后视力无法提高，既往右眼视网膜分支静脉阻塞病史，考虑由于眼底缺血缺氧导致无灌注区形成，本患者行右眼白内障超声乳化吸除＋人工晶状体植入＋玻璃体切割＋视网膜激光光凝术。

3. 讨论 研究发现，对于年龄较大患者，在玻璃体切除手术后大多有晶状体混浊加速加重趋势，通常在 1 ~ 2 年需要行白内障手术治疗[1]。玻璃体切割术后白内障加重的原因：①正常情况下，晶状体前有前房房水，后有玻璃体来供应其营养、维持其透明状态，玻璃体切除术后，灌注液取而代之，内环境的改变导致晶状体的营养和代谢发生改变[2]；②玻璃体切除过程中，手术器械的直接损伤、眼内灌注液的冲刷、手术显微镜和导光纤维的光毒性刺激、硅油及气体填充等，均加速白内障的发生和进展[3]；③随着老年患者年龄增加，晶状体的代谢功能和速率也发生变化，故白内障的发病风险和疾病程度也相应增加[4]。

本患者若单纯行玻璃体切除术，会加重白内障的进展，尤其老年人玻璃体切割术后更加加速白内障发展，导致术后视力下降，而需行Ⅱ期白内障手术，增加了患者的心理和经济负担。玻璃体切割术后白内障手术难度增大，术中由于玻璃体腔液体的溢出，造成眼压下降，前房加深，晶状体下沉，后囊膜不稳定，容易出现后囊膜破裂，悬韧带损伤或断裂，晶状体皮质或核掉进玻璃体腔等严重并发症。白内障联合玻璃体切割手术，术中摘除混浊晶状体，使得基底部玻璃体的切除更加彻底，避免了前部增生膜的形成，减少了视网膜脱离的风险，也使得视网膜光凝更加确切。本例患者白内障较重，行白内障联合玻璃体切割术后视力明显提高，避免了二次手术。

（张　悦　山东第一医科大学第一附属医院）

参考文献

[1]Grusha YO，Masket S，Miller KM.Phacoemulsification and lens implantation after pars plana vitrectomy[J].Ophthalmology，1998，105（2）：287-294.

[2]Chenfan GM，Michels RG，Debustros s，et al.Nuclear sclerotic cataract after vitrectomy for idiopathic epiretional membranes causing macular pucker[J].Am J Ophthalmol，1991，111（4）：434-438.

[3]Liu XC，Wang P，Yan H.Pathogenesis and prevention strategies of indirect injured cataract formation after vitrectomy[J].Eye Science，2007，23（4）：252-256.

[4]Hernandez-Bogantes E，Abdala-Figuerola A，Olivo-Payne A，et al.Cataract following pars plana vitrectomy：a review.Semin Ophthalmol，2021，36（8）：824-831.

病例 34　白内障合并黄斑裂孔

一、病例介绍

患者信息：女性，64 岁，主因"右眼视物不清、视物变形半年"入院。

现病史：患者于半年无明显诱因出现右眼视物不清、视物变形，无眼红、眼痒，无眼痛、头痛，无恶心、呕吐，无胸闷、气促，外院未行特殊治疗。1 个月前来我院门诊就诊，行 OCT 检查提示"右眼黄斑裂孔"，建议住院治疗。患者今为行手术治疗，再次来我院就诊，门诊以"右眼黄斑裂孔"收入院。

既往史：既往"高血压"病史 20 余年，口服"硝苯地平缓释片，1 片 / 日"，血压控制在 130 ~ 140/70 ~ 80mmHg 左右；否认糖尿病、冠心病等病史，否认肝炎、结核等传染病及密切接触史。否认重大外伤、手术及输血史，对"头孢氨苄"过敏，未发现食物过敏史，预防接种史不详。

二、诊疗经过

1. 术前眼科检查结果

（1）眼专科检查见病例 34 表 1。

病例 34 表 1　眼专科检查

	右眼（OD）	左眼（OS）
视力	0.02（矫正无助）	0.8（矫正无助）
验光	+1.12DS	+1.75DS
眼压	15mmHg	16mmHg
结膜	无充血	无充血
角膜	透明	透明
前房	前房中深，房水清	前房中深，房水清
虹膜	纹理清，无萎缩	纹理清，无萎缩
瞳孔	圆，直径约 3mm，光反射正常	圆，直径约 3mm，光反射正常
晶状体	混浊（C1N2P0）	轻度混浊（C1N2P1））

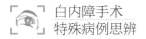

续表

	右眼（OD）	左眼（OS）
玻璃体	混浊	轻度混浊
眼底	视盘色可界清，视网膜平伏，黄斑中心凹见圆形裂孔	视盘色可界清，视网膜在位，未见明显出血渗出，黄斑中心凹光反可见

（4）眼底照相（病例34图1）：右眼视盘色润界清，视网膜在位，黄斑区可见圆形裂孔。

（5）B超（病例34图2）：右眼玻璃体腔内未见明显异常回声。

（6）OCT（病例34图3）：右眼玻璃体腔内高信号条带牵拉黄斑中心凹，黄斑区神经上皮层断裂不连续，周边见囊样低反射信号。

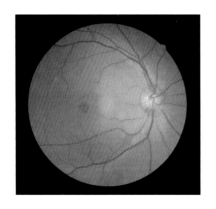

病例34图1　右眼眼底照相

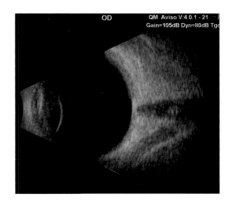

病例34图2　右眼眼部B超

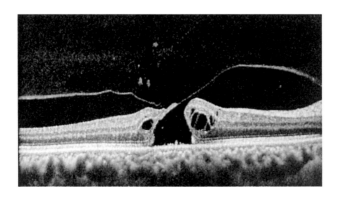

病例34图3　右眼黄斑OCT

2. 初步诊断

（1）右眼黄斑裂孔。

（2）双眼白内障。

（3）双眼玻璃体混浊。

（4）高血压。

3. 治疗　入院后完善术前检查，结合患者症状及体征，右眼黄斑裂孔及白内障诊断明确，在局部麻醉下行右眼白内障超声乳化吸出＋人工晶状体植入术＋玻璃体切割＋内界膜撕除术，行气液交换关闭切口，手术顺利，术后给予左氧氟沙星滴眼液、醋酸泼尼松龙滴眼液、妥布霉素地塞米松眼膏治疗，患者术后第 3 天，右眼裸眼视力：0.4，矫正无助。眼压：右眼 12mmHg，左眼 14mmHg。右眼睑无红肿，结膜充血，角膜透明，前房中深，房水清，虹膜纹理清，瞳孔圆，直径约 3mm，对光反射存在，人工晶状体居中，玻璃体上方少量气体填充，眼底：视盘界清，视网膜在位，黄斑区轻度水肿，裂孔封闭（病例 34 图 4）。黄斑 OCT：右眼黄斑中心凹形态恢复，视网膜内层结构存在，外层结构紊乱（病例 34 图 5）。

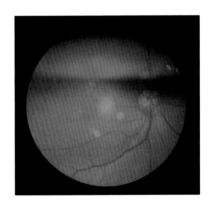

病例 34 图 4　右眼眼底照相

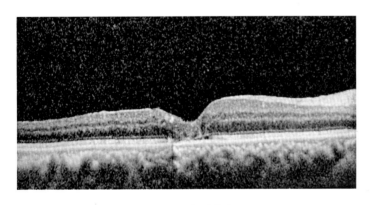

病例 34 图 5　右眼黄斑 OCT

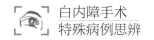

三、病例分析

1. 诊断　根据患者症状及眼科检查，右眼白内障及黄斑裂孔诊断明确。

2. 治疗　患者右眼白内障、右眼黄斑裂孔，视力下降显著，具备手术指征。单纯行白内障手术无法改善眼底病变，导致术后视力无法提高，本患者行右眼白内障超声乳化吸除＋人工晶状体植入＋玻璃体切割＋内界膜撕除术。

3. 讨论　黄斑裂孔是正常眼自发形成的黄斑部视网膜神经上皮层的组织缺损[1]，当裂孔较大、患者视力损害严重或并发视网膜脱离时可采用手术治疗，随着黄斑裂孔手术技术进步，裂孔术后闭合率达90%以上[2]。但由于老年性白内障的发生发展，导致黄斑孔术后远期视力再次下降，很多患者不得不再次手术行白内障摘除。对于白内障较重，同时合并特发性黄斑裂孔的患者，主要治疗方法是行白内障超声乳化手术联合人工晶状体植入联合玻璃体切除联合内界膜（inner limiting membrane，ILM）剥除术，同时向玻璃体腔内注入惰性气体、消毒空气或硅油，术后让患者保持俯卧位姿势以便更好地封闭裂孔。

黄斑裂孔的发病机制：Ⅰ期及Ⅱ期的主要发病机制是中心凹粘连紧密的玻璃体前后方向的牵拉，而Ⅲ期及Ⅳ期的主要发病机制是Ⅲ M 的收缩。大多数眼科学者对 IMH 的治疗还是主张行 ILMP，原因在于：①ILMP 可以彻底去除内界膜及其上的增生组织，完全松解裂孔周围切线方向的牵引，有利于阻止裂孔的继续扩大；②去除了内界膜，也就清除了视网膜色素上皮细胞及纤维细胞增生的支架，防止视网膜黄斑前膜的产生；③内界膜剥除过程中的轻微损伤可刺激神经胶质细胞增生，有利于手术后黄斑裂孔的愈合[3]。

本例患者白内障合并黄斑裂孔Ⅱ期，由于患者黄斑区神经上皮层断裂，单纯行白内障手术难以提高视力；单纯行后节手术，晶状体混浊影响后节手术眼底的观察；患者选择行白内障超声乳化摘除联合人工晶状体植入，联合行玻璃体切割＋内界膜撕除术，患者术后视力明显提高。对于老年患者，由于晶状体调节力的下降甚致丧失，考虑到手术后白内障的加速进展几乎不可避免，即使晶状体混浊较轻，仍建议黄斑裂孔手术时联合白内障摘除手术。

（张　悦　山东第一医科大学第一附属医院）

参考文献

[1] 黎晓新.老年性特发性黄斑裂孔的诊断与治疗进展 [J].中华眼底病杂志，2002，38（1）：188.

[2]Passemard M，Yakoubi Y，Muselier A，et a1.Long-term outcome of idiopathic macular hole surgery[J].Am JOphthalmol，2010，149（1）：120-126.

[3] 张卯年.正确认识视网膜内界膜剥除在治疗特发性黄斑裂孔中的作用 [J].中华眼病志，2004，20（4）：255-257.

病例35 白内障合并开角型青光眼（一）

一、病例介绍

患者信息：男，74岁，因"左眼视物不清伴视物遮挡3年"就诊。

现病史：患者于3年前无明显诱因出现左眼视物不清，伴眼前视物遮挡，无眼痛、眼胀、虹视及视物变形等伴随症状，未诊治，视物不清渐加重，今来我院就诊，门诊诊断为"开角型青光眼（双）"收入院治疗。

既往史：既往体健。

二、诊疗经过

1. 术前眼科检查

（1）眼专科检查见病例35表1。

病例35表1 眼专科检查

	右眼（OD）	左眼（OS）
视力	0.5	0.15
眼压	27mmHg	48mmHg
结膜	无充血	无充血
角膜	角膜云翳	1～3点角膜白斑，余角膜透明
前房	适中，房水清	适中，房水清
虹膜	纹理清，无萎缩	纹理清，无萎缩
瞳孔	圆，直径约3mm，光反射迟钝	欠圆，直径约3mm，光反射迟钝

	右眼（OD）	左眼（OS）
晶状体	混浊（++）	混浊（++）
玻璃体	轻度混浊	轻度混浊
眼底	视盘边界清、色苍白，C/D 0.8，动静脉大血管正常，视网膜豹纹状改变，黄斑中心反光不明	视盘边界清、色苍白，C/D 0.9，动静脉大血管正常，视网膜豹纹状改变，黄斑中心反光不明

（2）UBM：右眼前房中央深度约 3.27mm，左眼前房中央深度约 3.18mm。

（3）SLO：眼底可见视盘边界清、色淡，C/D 约 0.8，动静脉大血管正常，视网膜豹纹状改变，黄斑中心反光不明。黄斑 OCT 见病例 35 图 1。

（4）B 超：双眼玻璃体轻度混浊伴后脱离，视盘凹陷（病例 35 图 2）。

（5）眼部 A 超：右眼轴长 25.55mm，前房深 3.68mm，晶体厚 4.07mm，左眼轴长 25.30mm，前房深：3.56mm，晶体厚 4.16mm。

（6）双眼房角镜检查提示开角（病例 35 图 3）。

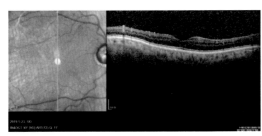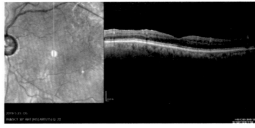

显示黄斑区视网膜内层薄变（双），黄斑前膜（左），黄斑区视网膜表面见线状强反射（右）

病例 35 图 1　双眼黄斑 OCT

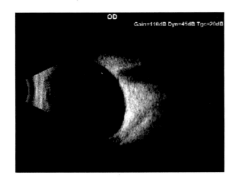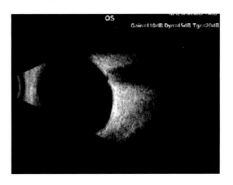

病例 35 图 2　双眼 B 型超声检查

（7）光学相干断层成像（视神经OCT）：双眼视神经纤维层变薄，双眼视网膜神经节细胞复合体（GCC）变薄（病例35图4）。

（8）行双眼人工晶状体度数测量（病例35图5）。

（9）视野（病例35图6）：左眼盲，右眼与生理盲点相连的下方视野缺损。

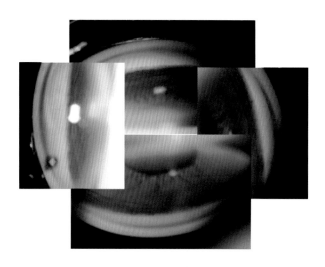

病例35图3　右眼前房角镜照相提示全周房角开放

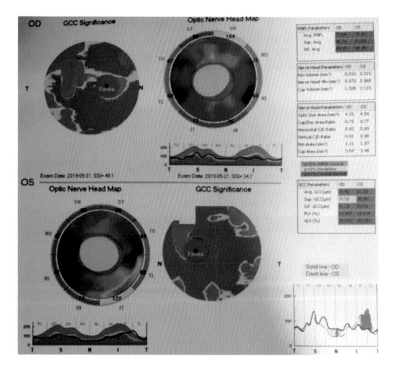

病例35图4　双眼视神经OCT检查

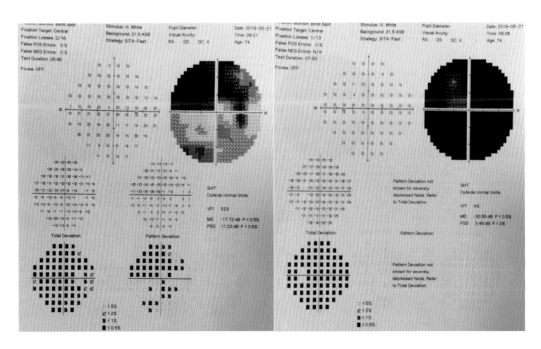

病例 35 图 5　双眼人工晶状体度数测量

病例 35 图 6　双眼 Hmphrey 视野检查

2．临床诊断

（1）原发性开角型青光眼（双）。

（2）老年性白内障（双）。

（3）视神经萎缩（双）。

3．治疗 入院后给予布林佐胺噻吗洛尔滴眼液、酒石酸溴莫尼定滴眼液点眼联合甘露醇静脉滴注降眼压治疗；完善术前检查排除手术禁忌证后，全身麻醉下行右眼白内障超声乳化摘除联合人工晶状体植入联合微导管引导的粘小管切开术，术中植入 PY-60AD+18.5D 人工晶状体一枚。术后第 1 天，右眼视力 CF/20cm，验光验不出，眼压 10mmHg，结膜充血，角膜水肿，前房适中，下方见积血，虹膜纹理清，无萎缩，瞳孔圆，直径约 4mm，光反射迟钝，人工晶状体居中、透明，晶体表面可见积血附着，余窥不清。左眼眼压：16mmHg，余眼科检查同前。右眼给予抗生素、激素滴眼液点眼减轻局部炎性反应，毛果芸香碱点眼缩小瞳孔，云南白药口服止血。右眼术后第 3 天，右眼视力 0.12，验光验不出，眼压 10mmHg，结膜充血，角膜轻度水肿，前房适中，积血较前减少，虹膜纹理清，无萎缩，瞳孔圆，直径约 4mm，光反射迟钝，人工晶状体居中、透明；左眼眼压 19mmHg。在局部麻醉下行左眼小梁切除术。

左眼术后第 1 天，右眼术后第 4 天，右眼视力 0.3，眼压 10mmHg，结膜充血，角膜透明，前房适中，虹膜纹理清，无萎缩，瞳孔圆，直径约 4mm，光反射迟钝，人工晶状体居中、透明。左眼视力 0.4，眼压 13mmHg，结膜充血，上方结膜滤泡弥散隆起，角膜透明，前房适中，房水清，上方虹膜根切口通畅。给予左眼抗生素、激素滴眼液点眼减轻炎症反应。左眼术后第 2 天，右眼术后第 5 天，右眼视力 0.3，眼压 8mmHg，结膜充血，角膜透明，前房适中，虹膜纹理清，无萎缩，瞳孔圆，直径约 4mm，光反射迟钝，人工晶状体居中、透明。左眼视力 0.4，眼压 12mmHg，结膜充血，上方结膜滤泡弥散隆起，角膜透明，前房适中，房水清，上方虹膜根切口通畅。双眼眼压及前房稳定，出院。

术后 10 天，右眼视力 0.3，眼压 10mmHg，结膜充血，角膜透明，前房适中，虹膜纹理清，无萎缩，瞳孔圆，直径约 4mm，光反射迟钝，人工晶状体居中、透明。左眼视力 0.4，眼压 12mmHg，结膜充血，上方结膜滤泡弥散隆起，角膜透明，前房适中，房水清，上方虹膜根切口通畅；复查 B 超（病例 35 图 7）。术后 1 个月，右眼视力 0.4，眼压 12mmHg，左眼视力 0.4，眼压 13mmHg；术后 2 个月，右眼视力 0.4，眼压 11mmHg，左眼视力 0.4，眼压 14mmHg，复查前房角镜照相（病例 35 图 8）。

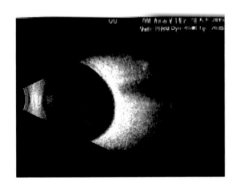
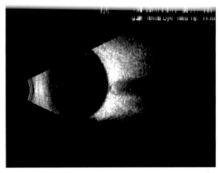

病例 35 图 7　术后 10 天 B 超检查结果

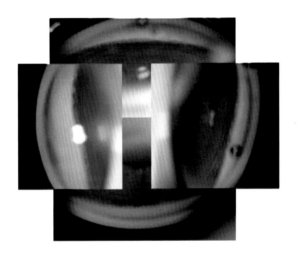

病例 35 图 8　术后 2 个月右眼前房角镜照相可见 Schlemm's 管变宽

三、病例分析

1. 诊断　通过病史、裂隙灯及辅助检查,患者"原发性开角型青光眼"诊断明确。

2. 治疗　患者双眼原发性开角型青光眼,右眼视野及眼底呈晚期青光眼改变,具备青光眼手术指征,右眼晶状体混浊明显,具备白内障手术指征。手术方式采用右眼白内障超声乳化摘除联合人工晶状体植入联合微导管引导的粘小管切开术。左眼视野缺损重,手术风险大,考虑先药物保守治疗,必要时行青光眼手术。

3. 讨论　原发性开角型青光眼(primary open angle glaucoma,POAG)是一种以视神经损伤和视野缺损为主要表现的不可逆致盲性眼病,本质是视网膜神经节细胞(retinal ganglion cell,RGC)损伤,治疗中最常干预眼压。2013 年全球 POAG 发病人数达 6000 万,预计 2040 年将超过 1 亿[1~3]。主要临床表现为:相对升高的眼压、典型的青光眼视盘改变、视神经纤维束缺失及特异性视野缺损。既往认为其发生发展与房水的产生和外流有关，衍生了机械学说和血管学说，并指导 POAG 的诊断和治疗。近年来，有学者提出跨筛板压力学说，为该疾病的机制研究提供了新的线索[4~6]。

微导管引导的内路 Schlemm's 管切开术（GATT）于 2014 年由 Grover 等人提出[7]，该手术借助房角镜能够清晰观察到房角结构，通过纤维导管在 Schlemm's 管内进行 360° 穿行、切开。所有操作均在前房进行，仅有两个微小透明角膜切口，不损伤结膜、巩膜，无需制作巩膜瓣，也为日后可能进行滤过手术的患者提供了手术空间。该手术自问世以来，很快以其有效、安全、并发症少的优势，成为国内外研究的热点。

本例患者老年男性，右眼原发性开角型青光眼晚期合并老年性白内障，若行传统外滤过手术联合白内障手术，手术创口大，术后视力丧失、滤过泡瘢痕化等风险较高，故考虑行右眼白内障超声乳化摘除联合人工晶状体植入联合微导管引导的粘小管切开术，手术微创，操作简单，手术风险小。术后降眼压效果显著，除前房积血外，无其他严重并发症发生，且药物保守治疗后，前房积血吸收。目前仍处于密切随访中。

（杨　骁　济南明水眼科医院）

参考文献

[1]Tham Y，Li X，Wong TY，et al.Global prevalence of glaucoma and projections of glaucoma burden through 2040：A systematic review and meta-analysis[J].Op hthalm ology，2014，121：2081-2090.

[2]Ruiz-Pesini E，Emperador S，Lópdez-Gallardo E，et al.Increasing mtDNA levels as therapy for mitochondrial optic neuropathies[J].Drug Discovery Today，2018，23（3）：493-498.

[3]Weinreb RN，Khaw PT.Primary open-angle glaucoma[J].Lancet，2004，363（9422）：1711-1720.

[4]Wang N，Friedman D，Zhou Q，et al.A population-based assessment of 24-hour intraocular pressure among subjects with primary open-angle glaucoma：the handan eye study[J].Invest Ophthalmol Vis Sci，2011，52（11）：7817-7821.

[5]Wang N, Xie X, Yang D, et al.Orbital cerebrospinal fluid space in glaucoma: the Beijing intracranial and intraocular pressure（iCOP）study[J].Op hthalmology，2012，119（10）：2065-2073.

[6]Wang NL，Xie XB，Chen WW，et al.Discussion of standard and specification of noninvasive measurement of intracranial pressure and pressure difference acrosssieve platebased on magnetic resonance imaging[J].Chin J Ophthalmol，2014，50（12）：936-938.

[7]Grover DS，Godfrey DG，Smith O，et al.Gonioscopy-assisted transluminal trabeculotomy，ab interno trabeculotomy：technique report and preliminary results[J]. Ophthalmology，2014，121（4）：855-861.

病例 36　白内障合并开角型青光眼（二）

一、病例介绍

患者信息：男，65 岁，因"右眼视物不清 2 个月"就诊。

现病史：患者于 2 个月前无明显诱因出现右眼视物不清，无眼痛、眼胀、恶心、呕吐，无虹视及视物变形等症状，未治疗，症状未缓解，今来我院就诊，门诊诊断为"青光眼（右），老年性白内障（右），人工晶状体植入术后（左）"收入院治疗。

既往史：既往体健，左眼于外院行白内障手术。

二、诊疗经过

1. 术前眼科检查

（1）眼专科检查见病例 36 表 1。

病例 36 表 1　眼专科检查

	右眼（OD）	左眼（OS）
视力	0.3	0.2（矫正 0.5）
眼压	54mmHg	22mmHg

续表

	右眼（OD）	左眼（OS）
结膜	轻度充血	无充血
角膜	略水肿	透明
前房	适中，房水清	适中，房水清
虹膜	纹理清晰，无萎缩	纹理清晰，无萎缩
瞳孔	圆，直径约 3mm，光反射消失	欠圆，直径约 3mm，光反射正常
晶状体	混浊（C4N2P3）	IOL 透明、剧中
玻璃体	轻度混浊	轻度混浊
眼底	视盘边界清，色淡白，余窥不清	视盘边界清，色略淡，C/D 约 0.5，动静脉细，视网膜下方萎缩，黄斑中心反光不明

（2）2019 年 12 月 13 日检查：

验光：右眼 –2.00DS/–0.75DC×75° 左眼 –2.25DS/–0.25DC×135°。

B 超：双眼玻璃体轻度混浊伴左眼后脱离，右眼视盘略凹陷，左眼后极部球壁毛糙。

UBM：右眼前房中央深度约 2.80mm，上方房角关闭，余方向房角形态尚可，左眼前房中央深度约 3.48mm，下方房角关闭，余方向房角形态尚可。

视神经 OCT：右眼视神经萎缩，左眼视神经纤维层明显变薄。

角膜内皮镜：右眼 CD2532 CV30。

2019 年 12 月 14 日检查：

A 超：右眼 AL 23.43mm，ACD 3.12mm，LT 4.44mm。

SLO：双眼视盘边界清，色略淡，杯盘比 0.5，动静脉细，右眼视网膜散在出血点，左眼视网膜下方萎缩，黄斑中心反光不明（病例 36 图 1）。

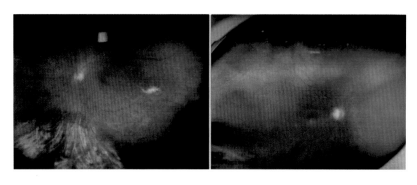

病例 36 图 1　双眼 SLO 检查结果

视野：右眼晚期青光眼视野改变，左眼大致正常（配合欠佳）（病例36图2）。

裂隙灯下房角镜检查、眼前段照相、右眼角膜内皮镜及人工晶状体度数检测见病例36图3至病例36图6。

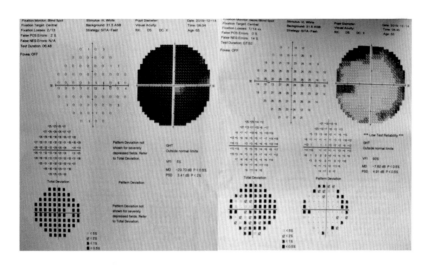

病例 36 图 2　双眼视野检查结果

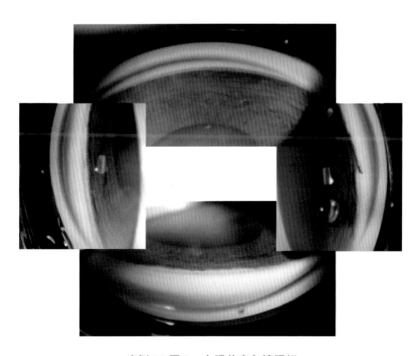

病例 36 图 3　右眼前房角镜照相

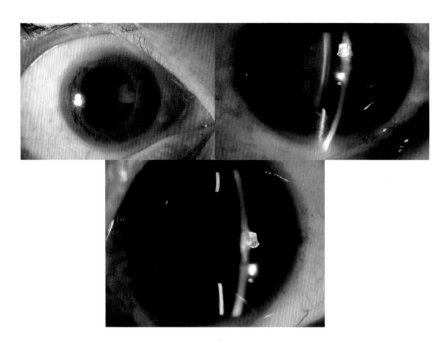

病例 36 图 4　双眼眼前段照相，左眼人工晶状体眼

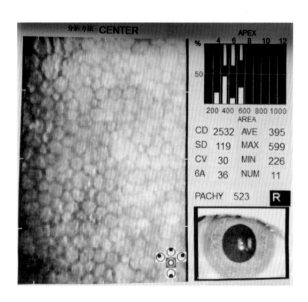

病例 36 图 5　右眼角膜内皮镜检查

病例 36 图 6　右眼人工晶状体度数测量

2．诊断

（1）开角型青光眼（右）。

（2）老年性白内障（右）。

（3）人工晶状体植入术后（左）。

（4）屈光不正（双）。

3．治疗　入院后给予噻吗洛尔滴眼液点眼，醋甲唑胺片口服联合甘露醇静脉滴注降眼压治疗；完善术前检查排除手术禁忌证后，全身麻醉下行右眼白内障超声乳化摘除伴人工晶状体一期置入联合微导管引导的粘小管切开术，术中植入 PC-60R+20.5D 人工晶状体一枚。术后第 1 天，右眼检查：视力 0.25，眼压 13mmHg；结膜充血，角膜透明，前房适中，房水少量积血，虹膜纹理清无萎缩，人工晶状体居中透明，左眼眼压 15mmHg。右眼给予抗生素、激素滴眼液点眼减轻局部炎性反应，毛果芸香碱点眼缩小瞳孔，云南白药胶囊口服促进积血吸收。术后第 3 天，右眼检查：视力 1.0，眼压 12mmHg，前房适中，房水闪辉，人工晶状体透明、居中，左眼眼压 16mmHg。右眼眼压及前房稳定，出院。

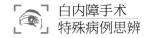
三、病例分析

1. 诊断　通过病史、裂隙灯及辅助检查,患者"原发性开角型青光眼"诊断明确。

2. 治疗　患者双眼原发性开角型青光眼,右眼视野及眼底呈晚期青光眼改变,使用多种降眼压药物眼压仍高,具备青光眼手术指征,右眼晶状体混浊明显,具备白内障手术指征。右眼视野缺损中,仅弱管状视野,综合考虑,手术方式采用右眼白内障超声乳化摘除联合人工晶状体植入联合微导管引导的粘小管切开术。

3. 讨论　目前,小梁切除术仍然是常用的抗青光眼手术,术中通常需要联合使用抗代谢药物丝裂霉素 C,手术成功与否主要取决于术后形成稳定的功能性滤过泡。但是,无论是联合抗代谢药物,抑或形成稳定的功能性滤过泡,均对眼部造成了不同程度的损害。如干眼、角膜炎等。滤过泡相关并发症如滤过泡渗漏、感染等也会引起严重的并发症。随着房水引流器植入手术的发展(如 Express 等),虽然在一定程度上简化了外引流手术的步骤,缩短了手术时间,一定程度上降低了术后并发症的概率,但仍然存在滤过泡相关并发症[1]。

目前,已有不少报道证明 GATT 手术能够在开角型青光眼的治疗中有效降低眼压。以往有研究表明,白内障联合青光眼手术与单纯青光眼手术相比,前者降眼压幅度更明显,成功率也较高。Grover 等人[2]在另一项研究中发现,白内障联合进行 GATT 可能具有额外的降眼压效果。有学者用流体动力学来解释白内障手术降眼压机制:前房解剖结构改变、炎症和超声震动引起小梁网结构改变、对小梁网的牵拉等,上述改变可使房水流出增加,从而降低眼压。国外研究中,GATT 术后最常见并发症也是前房积血。Mehmet 等报道 GATT 术后前房积血发生率约为 31.2%,该结果与Smith、Grover、Rahmatnejad 等的报道相一致,他们的研究中,前房积血发生率约为36%,经局部治疗后均在 1 周左右积血吸收,未引起眼压升高[3]。

本例患者老年男性,右眼原发性开角型青光眼晚期合并老年性白内障,若行传统外滤过手术联合白内障手术,手术创口大,术后视力丧失、滤过泡瘢痕化等风险较高,综合考虑,行右眼白内障超声乳化摘除联合人工晶状体植入联合微导管引导的粘小管切开术,手术微创,操作简单,手术风险小。术后降眼压效果显著,除前房积血外,无其他严重并发症发生,且药物保守治疗后,前房积血吸收。目前仍处于密切随访中。

(杨　骁　济南明水眼科医院)

参考文献

[1]Zahid S，Musch DC，Niziol LM，et al.Risk of endophthalmitis and other long-term complications of trabeculectomy in the collaborative initial glaucoma treatment study（CIGTS）[J].Am J Ophthalmol，2013，155（4）：674-680.

[2]Kung JS，Choi DY，Cheema AS，et al.Cataract surgery in the glaucoma patient[J].Middle East Afr J Ophthalmol，2015，22（1）：10-17.

[3]Baykara M，Poroy C，Erseven C.Surgical outcomes of combined gonioscopy-assisted transluminal trabeculotomy and cataract surgery.Indian J Ophthalmol,2019,67（4）：505-508.